高等院校"十三五"规划/创新实验教材系列：医药类

医学微生物学实验指导

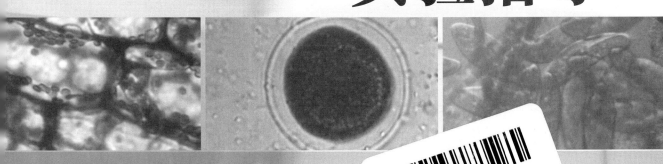

Laboratory Manual for Medical Microbiology

主　编　　　林
主　审　江丽芳
编　委　（按姓氏笔画排序）
　　　　刘　超　朱　勋　周俊梅
　　　　晏辉钧　赖小敏

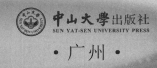

中山大学出版社
SUN YAT-SEN UNIVERSITY PRESS
·广州·

版权所有　翻印必究

图书在版编目（CIP）数据

医学微生物学实验指导/徐霖主编；江丽芳主审. —广州：中山大学出版社，2017.2

（高等院校"十三五"规划/创新实验教材系列：医药类）
ISBN 978-7-306-05958-1

Ⅰ.①医…　Ⅱ.①徐…②江…　Ⅲ.①医学微生物学—实验—高等学校—教学参考资料　Ⅳ.①R37-33

中国版本图书馆CIP数据核字（2017）第003961号

出 版 人：王天琪
策划编辑：周建华　刘爱萍
责任编辑：刘爱萍
封面设计：林绵华
责任校对：邓子华
责任技编：靳晓虹
出版发行：中山大学出版社
电　　话：编辑部 020-84110771，84113349，84111997，84110779
　　　　　发行部 020-84111998，84111981，84111160
地　　址：广州市新港西路135号
邮　　编：510275　　传　　真：020-84036565
网　　址：http://www.zsup.com.cn　E-mail：zdcbs@mail.sysu.edu.cn
印 刷 者：佛山市浩文彩色印刷有限公司
规　　格：787mm×1092mm　1/16　9.5印张　219千字
版次印次：2017年2月第1版　2025年2月第9次印刷
定　　价：22.00元

如发现本书因印装质量影响阅读，请与出版社发行部联系调换

前 言

医学微生物学是一门重要的基础医学课程,同时也是一门与临床关系密切且实践性很强的课程,为使医学微生物学实验课更好地体现其科学性、先进性和实用性,更好地与临床实际相结合,我们紧扣本学科的教学大纲,在原有的《医学微生物学实验指导》的基础上进行了整理、修订并出版。

本书主要由实验和附录两大部分的内容组成。实验部分共包括 30 项微生物学实验内容,每个实验包括实验目的、原理、材料、方法、结果及注意事项等模块,重点突出了医学微生物学的基础理论、基本操作和基本技能的训练,着重于培养学生的无菌观念和生物安全意识,帮助学生逐渐熟悉和掌握常见病原微生物的生物学性状和实验室诊断方法。附录部分包括了各种临床标本的细菌学检查方法和医学微生物学英文词汇等,供学生自学与参考。在实验课的教学中,我们引入了临床病例的讨论,学生通过病例讨论得出对该病的初步诊断,再结合本教材中的基本实验方法,模拟临床标本的微生物学检查,通过实验操作,获得对该病例的微生物学诊断结果。我们希望通过这种以病例为引导的综合性实验教学方式,更好地培养学生的动手能力、科学思维能力、分析问题和解决问题的能力。

本书既可供医学及相关专业、专科的微生物学实验教学使用,亦可供相关专业的研究生、教师及其他科研工作者参考。

限于编者水平,书中难免会有疏漏或不妥之处,恳请广大师生在使用过程中批评指正。

编 者
2016 年 10 月

目 录

绪论 ……………………………………………………………………………………… 1

实验一　细菌的形态与结构的观察 …………………………………………………… 3

实验二　细菌接种技术和培养法 ……………………………………………………… 6

实验三　革兰氏染色法 ………………………………………………………………… 12

实验四　细菌的代谢产物 ……………………………………………………………… 14

实验五　细菌在自然界及人体的分布 ………………………………………………… 20

实验六　理化因素对细菌的影响 ……………………………………………………… 22

实验七　生物因素对细菌的影响 ……………………………………………………… 26

实验八　细菌的耐药性变异 …………………………………………………………… 35

实验九　细菌耐药性基因的 PCR 检测 ……………………………………………… 37

实验十　溶菌酶试验 …………………………………………………………………… 39

实验十一　吞噬作用 …………………………………………………………………… 40

实验十二　内毒素测定——鲎试验 …………………………………………………… 41

实验十三　外毒素的毒性作用及其抗毒素的中和作用 ……………………………… 43

实验十四　病原性球菌 ………………………………………………………………… 45

实验十五　肠杆菌科细菌 …………………………………………………… 49

实验十六　厌氧性细菌 ……………………………………………………… 61

实验十七　分枝杆菌 ………………………………………………………… 66

实验十八　白喉棒状杆菌 …………………………………………………… 69

实验十九　支原体和衣原体 ………………………………………………… 72

实验二十　立克次体 ………………………………………………………… 79

实验二十一　病原性螺旋体 ………………………………………………… 80

实验二十二　病原性真菌 …………………………………………………… 84

实验二十三　病毒包涵体的观察 …………………………………………… 88

实验二十四　病毒的分离培养与鉴定 ……………………………………… 89

实验二十五　病毒的血凝试验与血凝抑制试验 …………………………… 99

实验二十六　轮状病毒感染的快速诊断 …………………………………… 103

实验二十七　病毒蛋白多肽成分的检测 …………………………………… 104

实验二十八　核酸分子杂交技术 …………………………………………… 107

实验二十九　间接免疫荧光法检测登革病毒抗原 ………………………… 110

实验三十　抗 HIV-1 抗体的检测 …………………………………………… 111

附录一　各种临床标本的细菌学检查 ……………………………………… 115

附录二　医学微生物学英文词汇表 ………………………………………… 135

绪 论

一、医学微生物学实验室规则

医学微生物学实验室应严格执行国务院颁发的《病原微生物实验室生物安全管理条例》、国家标准《实验室生物安全通用要求》（GB19489—2008）和国家卫生部颁发的《人间传染的病原微生物名录》等相关法律、法规和规定，在符合要求的教学实验室进行相关实验。师生在进入和使用教学实验室的过程中，必须严格遵守以下规则：

(1) 进入实验室必须穿工作衣（白大衣），非必需的物品勿携带入内。

(2) 实验室内应保持安静和良好秩序，进行实验时要严肃认真。

(3) 实验室内严禁吸烟和饮食。

(4) 如有传染性材料污染桌、凳、地面、书或衣物等，应报告老师，并用0.5%次氯酸钠消毒液处理半小时，然后洗净。

(5) 如有传染性材料污染手，应将手浸泡在新洁尔灭消毒液中 5～10 min，然后用自来水冲洗。

(6) 使用过的沾有传染性材料的吸管、毛细吸管、玻片等要放入消毒缸内。

(7) 实验过程中，严格遵守无菌操作原则，必须爱护仪器及节约实验材料。如有破损应报告老师，并在登记本上登记。

(8) 实验完毕后，将需孵育的培养物放入指定的温箱，有潜在传染性的废物则集中放入指定的生物危害垃圾桶，由专人统一消毒处理。

(9) 离开实验室前，做好桌面清洁与整理，并用肥皂水洗手，脱去工作衣反折好。

(10) 建立值日生制度，负责实验室卫生、水电及门窗的安全。

二、医学微生物学实验目的和要求

医学微生物学实验是医学微生物学课程的重要组成部分，其目的在于通过实验，使学生巩固和加深所学的理论知识，掌握必要的微生物学基本技术，培养独立观察、思考和分析问题、解决问题的能力，为今后的医学实践打下一定的基础。

医学微生物学实验的形式可分为教师示教（包括电视教学录像）和学生操作两种。为提高实验课的效果，特提出以下几点要求：

(1) 严格遵守医学微生物学实验室规则，树立无菌观念，正确掌握无菌操作技术。

（2）每次实验课前应作好预习，明确实验目的和要求，了解实验内容及原理，做好实验前的必要准备工作，避免在实验中发生差错及事故。

（3）在实验过程中应严肃认真，对示教性实验，应注意仔细观察，及时记录结果。对自己操作的实验，要按实验要求与步骤进行。对一些较复杂的实验，应与其他同学分工协作，注意合理分配和使用时间。

（4）对每次实验结果，应客观详细地记录或绘图说明。若实验结果与理论不相符，应认真分析，找出原因，必要时应重复实验。

（5）注意安全，严防各类事故发生。实验完毕，应整理好实验桌面，搞好实验室清洁卫生。若不慎发生各类事故，则应严格按照《医学微生物学实验室规则》所规定的相应要求进行处理。

实验一
细菌的形态与结构的观察
(Observation of Bacterial Morphology and Structure)

目的要求

1. 了解普通光学显微镜的构造（图 1-1），熟悉油镜的使用原理（图 1-2）以及正确的使用方法。
2. 熟悉细菌的基本形态与特殊结构。

实验内容

【实验材料】

1. 显微镜（带油镜头）、香柏油、二甲苯、擦镜纸、细菌基本形态和特殊结构标本片各 1 套。
2. 细菌基本形态标本片：

球菌：葡萄球菌、链球菌、淋病奈瑟菌、脑膜炎奈瑟菌。

杆菌：伤寒沙门菌。

弧菌：水弧菌。

3. 特殊结构标本片：

芽胞：破伤风梭菌。

荚膜：肺炎链球菌。

鞭毛：伤寒沙门菌。

【实验方法】

见油镜使用方法。

【实验结果】

葡萄球菌呈葡萄状排列，链球菌呈链状排列，淋病奈瑟菌和脑膜炎奈瑟菌呈双球状排列，伤寒沙门菌呈杆状，水弧菌菌体弯曲如弧状。

破伤风梭菌经革兰氏染色后，可见其菌体末端有一个圆形未着色的芽胞，使整个细菌呈鼓槌状。

具有荚膜的肺炎链球菌，经荚膜染色法染色后，可见菌体染成蓝色，而荚膜染成浅蓝色，并围以一浅红色边界。

伤寒沙门菌具有鞭毛，经鞭毛染色后，可见菌体周围有纤细的鞭毛（菌体和鞭毛均染成红色）。

将观察结果绘图说明。

【注意事项】

见油镜使用方法。

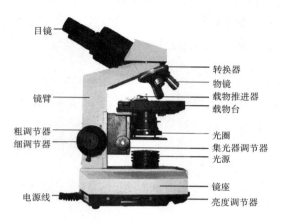

图 1-1　显微镜构造示意

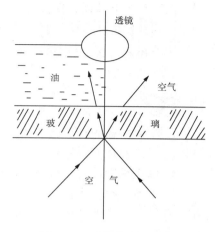

图 1-2　油镜的原理示意

附

显微镜油镜的使用

【实验原理】

细菌个体微小，肉眼无法看到，必须借助普通显微镜的油镜，将其放大 1 000 倍左右，才能看清。因此，必须熟练掌握显微镜的使用和保护，尤其是油镜的使用和保护。

基本原理是光线从标本玻片经空气进入镜头时，由于介质密度不同而发生折射现象，因此进入物镜中的光线很少，导致视野很暗，物像不清晰。如在玻片上加上折光率和玻片（$n=1.52$）相近的香柏油（$n=1.515$），就可避免光线的分散，加强视野的亮度，获得清晰的物像（图 1-2）。

【实验方法】

1. 油镜的识别：油镜头上都有标记；标有 100×；镜头前端有黑、白或红色的圆圈；或刻有"Ⅲ"或"Oil"等；镜头较长，入光孔径也较其他物镜小。

2. 油镜的使用（观察细菌的形态）。

（1）将显微镜平稳地安放在实验台适宜处。

（2）接通电源，调节亮度调节器至视野亮度适宜。使用老式显微镜，若以天然光线为光源时，使用平面反光镜；以灯光为光源时，使用凹面反光镜，并把集光器升到最高位置，把光圈完全打开。

（3）将标本固定在载物台上，先用低倍镜对好焦，并找到标本视野的适当位置，然后转动转换器转换为油镜，光线调至视野最亮。

（4）先在玻片上滴香柏油 1 滴，眼睛从侧方观察到转换的物镜头已浸于油内，然后从目镜视察，看到模糊物像时，调动细调节器，使物像清晰。如未能看到物像，则缓慢转动粗调节器，使油镜头几乎与玻片接触为止，但勿使两者相碰，防止损伤镜头或玻片。然后从目镜视察，缓慢转动粗调节器使玻片下降，看到模糊物像时，再调动细调节器，使物像清晰。未能看到物像时，可重复上述操作。

【注意事项】

1. 油镜头使用后应立即用擦镜纸擦净镜头上的油。如油已干，可在擦镜纸上滴少许二甲苯擦拭，并随即用干的擦镜纸擦去二甲苯，以防止腐蚀镜片。注意在擦镜纸擦拭时，要求顺一个方向旋转着擦，不能两个方向来回擦。

2. 显微镜使用时要精心保护，不得随意拆散和碰撞。

3. 取送显微镜时，应右手持镜臂，左手托镜座，平端于胸前。

4. 不使用时，将接物镜转开呈"八"字，以避免镜头正对集光器，集光器下降，罩上镜套。登记使用前后的情况，签名。对号归位。

实验二
细菌接种技术和培养法
(The Inoculation and Cultivation of Bacteria)

目的要求

1. 掌握平板划线法、斜面、液体和半固体培养基等各种接种方法。
2. 熟悉接种细菌工具、细菌培养的环境和条件要求，掌握技术要领。

实验内容

【实验原理】

为了对特定的细菌进行研究或鉴定，常需要从混有多种细菌的标本或者培养物中分离出单个的菌落或单一的菌株。要成功地分离细菌，必须根据标本来源和培养目的不同而选择合适的培养基，并采用合适的接种方法。对于成功分离的菌种，有时也需要采取传代培养的方式，将待保存的菌种接种到合适的培养基上进行短期保存（见菌种的保存方法）。

细菌接种是用接种环（针）沾取细菌或标本，通过划线、涂抹等方法，将细菌接种到合适的培养基上，并在一定的条件下使细菌得以生长繁殖。接种的基本程序有：接种环（针）灭菌→俟冷→沾取细菌或标本→进行接种→接种环灭菌等 5 个程序。

【实验材料】

1. 菌种：葡萄球菌和大肠埃希菌混合液，葡萄球菌、大肠埃希菌斜面培养物。
2. 培养基：普通液体（肉汤）、半固体和固体培养基（琼脂平板和斜面）。
3. 其他：接种环、接种针、酒精灯。

【实验方法】

1. 接种工具。

接种针和接种环：由环（针）、金属柄和绝缘柄三部分组成（图 2-1）。针（环）部分以白金丝制成者为佳，因其硬度适宜，易传热散热，火焰灭菌后冷却快，不易生锈经久耐用，但因其昂贵，通常用 300～500 W 电热（镍）丝代替。环直径为 2～4 mm，长 5～8 cm。

标准接种环是取斜面上大肠埃希菌菌苔，充满环的空间，在分析天平上称重。使环内湿重菌量恰为 2 mg。标准接种环可用于制备一定浓度的菌悬液或定量接种。

接种针（环）通常用酒精灯或煤气灯烧灼灭菌。接种针用于穿刺接种细菌，接种环用于固体、液体培养基等的细菌接种。

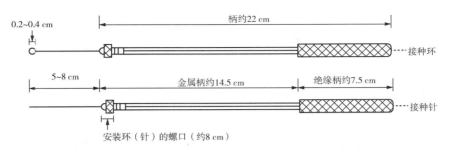

图 2-1 接种环和接种针的结构示意

2. 接种环境。

为避免接种过程中标本中的细菌污染环境,以及空气中的细菌污染培养物,细菌(特别是传染性强的病原微生物)接种应在特定环境内接种。常用设备有接种罩、超净工作台、生物安全柜或无菌室等。

3. 接种方法。

根据待检标本性质、培养目的和所用培养基的性质采用不同的接种方法。

(1) 平板划线分离培养法:本法可使标本中混杂的多种细菌分散成单个细菌,在培养基表面各自生长繁殖形成单个细菌集团即菌落,以获得纯培养,为进一步鉴定细菌提供条件。

1) 连续划线分离法:将接种环置于火焰中烧灼灭菌,待冷后取标本或大肠埃希菌少许;左手持起平板,五指固定平皿盖边缘,向外反转手掌,装有培养基的平板于手掌内用拇指、食指和中指固定,向内反转手掌,并将平板边缘稍微提高呈30°~45°角,置酒精灯前上方5~6 cm;③右手持已取材的接种环,先在平板远端涂布,然后快速大幅度左右来回以密而不重的曲线形式作连续划线接种,将整个平板布满曲线(图2-2);划线完毕,将平板扣入皿盖并做好标记,置37 ℃孵育18~24 h观察结果。

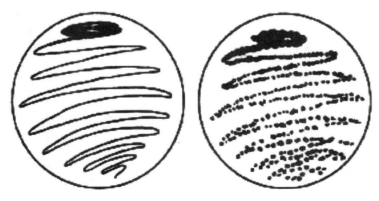

图 2-2 连续划线分离法(左)及培养后菌落分布(右)示意

2）分区划线分离法：一般分为3～5区。用接种环取标本涂布于平板1区内作数次划线，再在2、3、4、5区依次划线，每划完一个区域是否需要烧灼灭菌视标本中含菌量多少而定。每一区的划线与上区交叉接触，每区线间保持一定距离，密而不重，如此后一区菌量少于前一区，逐渐减少以至划线上的细菌呈单个菌分布，生长繁殖成单个菌落（图2-3）。其操作要领同连续划线分离法。

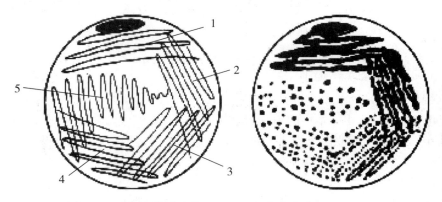

图2-3　分区划线分离法（左）及孵育后菌落（右）示意

（2）斜面接种法：主要用于纯菌移种，以进一步鉴定或保存菌种。方法是以灭菌接种环挑取细菌后伸入斜面培养基，从斜面底部向上先划一条直线，然后再由底向上作曲线划线，直至斜面顶部（图2-4）。管口灭菌后标记，经37℃孵育18～24 h，斜面培养物呈均匀一致的菌苔，如表面不均匀，表示培养物不纯。

（3）液体接种法：用于肉汤、蛋白胨水、糖发酵管等液体培养基的接种。用接种环从平板上挑取葡萄球菌、枯草芽胞杆菌、炭疽芽胞杆菌无毒株菌苔或菌落，先在接近液面的试管壁上研磨，并沾取少许液体培养基与之调和，使细菌均匀分布于培养基中（图2-5）。管口灭菌后加塞、标记，经37℃孵育18～24 h，观察并记录细菌在液体培养基中的生长现象。由于菌种不同，可出现均匀混浊、沉淀生长或表面生长（形成菌膜）等不同的生长现象。

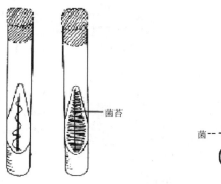

图2-4　琼脂斜面接种法示意

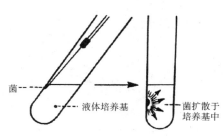

图2-5　液体培养基接种法示意

（4）半固体穿刺接种法：用于半固体培养基的接种，以保存菌种或观察细菌的动力。方法是用接种针分别挑取大肠埃希菌或痢疾志贺菌培养物，于半固体培养基的中心处向下垂直穿刺接种，直至试管底部上方 5 mm 左右（不能穿至试管底），接种后的接种针沿原穿刺线退出（图 2-6）。管口灭菌后加塞、标记，经 37 ℃ 孵育 18～24 h，观察结果。有鞭毛的细菌（如大肠埃希菌）能够沿穿刺线向四周扩散生长，为动力试验阳性；而无鞭毛的细菌（如痢疾志贺菌）只能够沿穿刺线生长，不能扩散，为动力试验阴性。

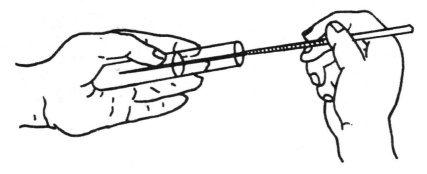

图 2-6　半固体培养基穿刺接种法示意

（5）涂布接种法：用于标本中菌数测定和药敏试验的细菌接种。

1）菌数测定：取一定稀释度的菌液 0.1 mL 滴于平板上，用无菌 L 型玻璃棒涂布均匀，盖上平皿盖，经 37 ℃ 孵育 18～24 h 后计数菌落，再乘以 10 倍的稀释倍数，即为每毫升含菌数。

2）直接涂布法：多用于纸片法和管碟法药敏试验。用无菌棉拭沾取已校正浓度的菌液，在管壁上挤去多余的液体，在培养基平板上按 3 个方向涂布 3 次，最后沿平板边缘环涂 1 周。加盖后置室温 5 min，使平板表面稍干。再以无菌镊子将药敏纸片贴于涂菌平板表面，或向竖在培养基表面的牛津小杯内加入不同浓度药物。经 37 ℃ 孵育 18～24 h 后观察结果，测定抑菌圈直径，并按照判断标准判读结果。

附

菌种的保存方法

【实验原理】

由于细菌在使用和传代过程中容易发生污染、变异甚至死亡，造成菌种的丢失，因此，需要对获得的菌种进行保藏。保存菌种时，要根据微生物的培养和生长特性，创造条件使微生物的代谢处于最不活跃或相对静止的状态，以在一定时间内使菌种不发生变异的同时保存活力。通常采用的措施是通过降低培养基的营养成分、低温、干燥、缺氧、避光和添加保护剂等方法，以达到防止突变、保持纯种的目的。

【实验方法】

1. 传代培养保存法。

将待保存的菌种接种到合适的培养基上，细菌在培养基上生长良好后，放置在避光处室温或 4 ℃冰箱保存，使细菌在该环境下仅维持缓慢的生长。因培养基中的营养成分会被缓慢利用，因此需要定期移种。移种的间隔时间因微生物种类的不同而异。

（1）半固体穿刺法：适用于大多数对营养要求不高的细菌。保存期限约 2 个月。

（2）斜面保存法：广泛适用于细菌、放线菌、酵母菌和真菌的短期保存。放线菌、真菌和有芽胞的细菌一般 2～4 个月移种 1 次，无芽胞的细菌每月移种 1 次，酵母菌 2 个月移种 1 次，假单胞菌每半月移种 1 次。如以胶塞代替棉塞，则可防止水分挥发并能隔绝氧气，可适当延长保存期。

（3）液体保存法：适用于厌氧菌（庖肉培养基）、链球菌、白喉棒状杆菌、肺炎链球菌、钩端螺旋体等的短期保存。厌氧芽胞梭菌保存期限约 2 个月，无芽胞的细菌约 3 周。

（4）液体石蜡保存法：适用于保存真菌、酵母菌和放线菌，对保存细菌的效果较差。方法是在培养成熟的菌种斜面上，在无菌条件下倒入灭菌并已将水分蒸发掉的液体石蜡，石蜡层高过斜面末端 1 cm，使培养物与空气隔绝，封口后以直立状态在室温或 4 ℃冰箱保存。由于液体石蜡阻隔了空气，又防止了水分的挥发，因而保存期可达数年。要注意的是，用石蜡封藏的菌种，当恢复使用时，由于菌体外仍粘有石蜡油，故生长较慢，且有黏性，一般要再移种 2～3 次才能得到生长良好的菌种。

2. 低温保存法。

利用低温来抑制微生物的生命活动。将细菌接种于固体培养基上增菌，待生长良好后，用接种环取细菌数环（量宜多）于加有 5% 肌醇的小牛血清或脱纤维羊血中，速冻后置 -30 ℃以下低温冰箱保存。此法保存期限约 1 年，有些菌种可长达 10 年。复苏菌种时，从低温冰箱取出，放入 35～40 ℃温水浴中快速解冻后，用接种环取细菌置增菌培养基中，即可获得新鲜菌种。

3. 液氮超低温保存法。

是适用范围最广的微生物保存方法，也是目前最有效的菌种长期保存方法，可保存细菌、病毒、噬菌体、立克次体、放线菌、真菌、螺旋体等。动物细胞亦可用此法保存。该法的原理是让生物细胞在液氮超低温的状态下冻结，从而达到长期保存的目的。为了减少超低温冻结时所造成的损伤，要先将生物细胞悬浮在合适的保护剂中，常用的保护剂有羊（兔）全血，10%（20%）甘油，10% 二甲基亚砜等。分装后，就可以进行冻结保存。冻结时，因为每种生物所适应的冷却速度有所不同，要根据具体的菌种，选择快速或慢速的冻结方式。保存菌种时，可放在 -156 ℃的气相或 -196 ℃的液相中保存。需复苏使用菌种时，因缓慢解冻会使细胞内再生冰晶或冰晶的形态发生变化从而损伤细胞，所以应采取快速解冻的方式以提高存活率。从液氮中取出后，立即放置在 38～40 ℃的恒温水浴中摇动 3～5 min 使其快速融化，将解冻后的菌种接种到合适的培养基上适温培养。

4. 冷冻真空干燥法。

除了只产生菌丝不产孢子的丝状真菌不宜用此法外，其他大多数微生物包括病毒、细菌、放线菌、真菌等均可采用此法。此方法因同时具备低温、干燥、缺氧的菌种保存条件，且无需经常传代，因此具有保存时间长，存活率高，变异率低的优点，是目前最有效的菌种保存方法之一。但由于此法操作比较繁琐，技术要求较高，而且需要较昂贵的设备，多为菌种保藏中心采用，一般实验室较少使用。

【菌种的保管】

病原微生物的菌（毒）种由于它本身所具有的特殊性，在保存管理和使用过程中必须强调生物安全，必须符合国家传染病防治、医学微生物菌（毒）种管理有关法规的规定。无论是管理人员还是工作人员，在日常工作中都要有较强的防护意识和守法观念。

1. 菌种经鉴定后，应根据其特性选用适当方法及时保存。最好冻干低温保存。不能冻干保存的菌种，应保存两份，一份供保种用，另一份供日常使用，并定期进行鉴定。

2. 菌种管上应有牢固的标签，标明菌种的编号、代次、批号、日期。

3. 不同属或同属菌、毒种的强毒及弱毒株不得同时在同一无菌室内操作。一、二类菌（毒）种及芽胞菌、真菌必须在严格隔离的专用实验室内操作，并加强操作人员的防护。三、四类菌（毒）种的操作应按各项制品规程的规定在专用或合适的实验室内进行。

4. 菌（毒）种保存范围、转移、销毁，须严格遵守卫生部的规定。

5. 保存的菌（毒）种均要填写专用记录，并由专人负责管理，建立必要的保管制度。

实验三
革兰氏染色法
（Gram staining）

目的要求

1. 掌握革兰氏染色法及其意义。
2. 熟悉细菌涂片的制备。

实验内容

【实验原理】

1. 革兰氏阳性菌细胞壁结构较致密，肽聚糖层厚，脂质含量少，乙醇不易透入；革兰氏阴性菌细胞壁结构疏松，肽聚糖层薄，含大量脂质，乙醇易渗入。
2. 革兰氏阳性菌等电点（pI 2～3）比革兰氏阴性菌（pI 4～5）低，在相同pH条件下，革兰氏阳性菌所带负电荷比革兰氏阴性菌多，故与带正电荷的结晶紫染料结合较牢固，不易脱色。
3. 革兰氏阳性菌菌体含大量核糖核酸镁盐，可与碘、结晶紫牢固结合，使已着色的细菌不被乙醇脱色；革兰氏阴性菌体含核糖核酸镁盐很少，故易被脱色。

【实验材料】

1. 菌种：葡萄球菌、大肠埃希菌的液体或琼脂斜面培养物。
2. 试剂：革兰氏染液（结晶紫染液、革兰氏碘液、95%乙醇、稀释复红）、生理盐水。
3. 其他：载玻片。

【实验方法】

1. 涂片制备。

（1）涂片：取一张洁净载玻片，将细菌的液体培养物直接涂布于载玻片，或先在载玻片上放置一接种环生理盐水，再取固体培养基上少许菌体与生理盐水磨匀，涂成1 cm×1 cm大小的区域，取菌量不可太多，使盐水磨成灰白色为宜。

（2）干燥：涂片最好在室温下自然干燥，或将标本片接种面向上，置酒精灯火焰高处慢慢烘干，切不可放在火焰上烧干。

（3）固定：干燥后的标本片迅速通过火焰3次，这样既可杀菌，又能将细菌固定在玻片上，以免玻片上的细菌在染色过程中被水冲洗掉。

2. 革兰氏染色。

（1）初染：滴加结晶紫2～3滴于涂布细菌处，染色1 min后用细流水冲洗，甩干。

(2) 媒染：滴加碘液数滴，染色 1 min 后用细流水冲洗，甩干。

(3) 脱色：滴加 95% 乙醇数滴，轻轻晃动玻片，使玻片上流下的乙醇液无紫色为止，约 30 s（灵活掌握时间），用流水冲洗，甩干。

(4) 复染：滴加稀释石炭酸复红液数滴，染色 1 min，用流水冲洗，甩干。

待标本片自然干燥或用吸水纸吸干后，在涂菌处滴加 1 滴香柏油，然后用油镜观察。

【实验结果】

葡萄球菌染成紫色，为革兰氏阳性菌，呈葡萄状排列的球菌；大肠埃希菌染成红色，为革兰氏阴性菌，单个散在分布的杆菌。

【注意事项】

涂片太厚或太薄，菌体分散不均匀，可影响染色结果。固定时应避免菌体过分受热。

实验四
细菌的代谢产物
（Metabolic Products of Bacteria）

目的要求

1. 掌握细菌生化反应的原理和临床意义。
2. 熟悉鉴别细菌常用的生化试验的原理、方法和结果判断。

实验内容

一、细菌的糖发酵试验（Bacterial Sugar Fermention Test）

【实验原理】

不同的细菌具有不同的糖酶以分解相应糖类，而且分解各种糖类后的终末产物也不一致，有的产酸，有的还产生气体，借此可作为鉴别细菌的一种依据，对肠道细菌鉴定尤为常用。

【实验材料】

1. 培养基：葡萄糖发酵管（管壁涂红色作标记）、乳糖发酵管（管壁涂黄色作标记）。
2. 大肠埃希菌、伤寒沙门菌、副伤寒沙门菌、痢疾志贺菌。

【实验方法】

1. 在单糖发酵管上标明将要接种的细菌。接种前培养液应澄清无色，其中倒立小管应无气泡。
2. 经无菌操作将4种细菌分别接种到相应的单糖发酵管。操作过程中应避免振摇，以防出现假阳性气泡。
3. 将培养管放在37 ℃孵箱培养24～48 h。

【实验结果】

接种细菌后观察结果时，应先确定细菌是否生长，生长时则培养基变混浊，若能发酵培养基中所含的糖而产酸，则指示剂使培养基变红色，记录结果时以"＋"号表示之；如该菌发酵糖时产酸兼产气，则培养基除变红色外，其中倒立之小玻璃管内有气泡（图4-1），此时以"⊕"记录之；如不发酵时，指示剂不变色，则用"－"号记录之，将结果填入表4-1中。

表 4-1 糖发酵试验结果记录

	培养基种类	
	乳糖	葡萄糖
大肠埃希菌		
伤寒沙门菌		
副伤寒沙门菌		
痢疾志贺菌		

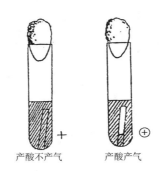

图 4-1 糖发酵试验的结果示意

二、靛基质（吲哚）产生试验（Indole Production Test）

【实验原理】

有些细菌能分解培养基中蛋白胨内的色氨酸而形成靛基质（又称吲哚）。靛基质为无色，不能直接观察，当加入靛基质试剂时，试剂中的对二甲基氨基苯甲醛与靛基质结合而成红色的玫瑰靛基质，能为肉眼识别。

化学反应式：

$$\text{色氨酸} \xrightarrow{+H_2O} \text{吲哚（靛基质）} + NH_3 + CH_3COCOOH$$

【实验材料】

1. 蛋白胨水培养基。
2. 大肠埃希菌、产气杆菌。

【实验方法】

取大肠埃希菌蛋白胨水培养物及产气杆菌蛋白胨水培养物各 1 管，沿管壁徐徐加入靛基质试剂（约 0.3 mL）。

【实验结果】

在试剂与培养物接触面之间有玫瑰红出现者为阳性，没有红色出现者则为阴性。

三、甲基红试验（Methyl Red Test）

【实验原理】

许多细菌如大肠埃希菌等，分解葡萄糖产生丙酮酸，丙酮酸再被分解，产生甲酸、乙酸、乳酸等，从而使培养基的 pH 降至 4.5 以下，这时加入甲基红指示剂后呈红色。

甲基红为 pH 指示剂，变色范围为 pH 4.4（红色）～6.2（黄色）。若细菌分解葡萄糖产酸量少，或产生的酸进一步转化为其他物质（如醇、醛、酮、气体和水等），则培养基的酸碱度仍在 pH 6.2 以上，故加入甲基红指示剂后呈黄色。

【实验材料】

1. 葡萄糖蛋白胨水。
2. 大肠埃希菌、产气杆菌。
3. 甲基红试剂、毛细吸管。

【实验方法】

1. 分别接种大肠埃希菌及产气杆菌于 2 支葡萄糖蛋白胨水。
2. 置 37 ℃孵育 18～24 h，滴加甲基红试剂数滴，立即观察结果。

【实验结果】

葡萄糖蛋白胨水呈红色为阳性反应，黄色为阴性反应。

四、V-P 试验（Voges-Proskauer Test）

【实验原理】

某些细菌能分解葡萄糖，产生丙酮酸，再将丙酮酸脱羧，变为中性的乙酰甲基甲醇。乙酰甲基甲醇在碱性环境下，被空气中的氧气氧化为二乙酰，二乙酰与蛋白胨水中精氨酸所含的胍基起反应，生成红色的化合物，即为 V-P 试验阳性。若培养基中胍基不多可加入少量含胍基化合物（如肌酸、肌酐等）以加速反应。

化学反应式：

$$2CH_3COCOOH \xrightarrow{-2CO_2} CH_3COCHOHCH_3 \xrightarrow{-2H} CH_3COCOCH_3$$

$$\begin{array}{c} O=C-CH_3 \\ O=C-CH_3 \end{array} + HN=C\begin{array}{c} NH_2 \\ NH_2 \end{array} \longrightarrow HN=C\begin{array}{c} N=C-CH_3 \\ N=C-CH_3 \end{array} \xrightarrow{+NaOH} +2H_2O$$

（红色化合物）

【实验材料】
1. 葡萄糖蛋白胨水。
2. 大肠埃希菌、产气杆菌。
3. 李氏（Leifson）试剂。

【实验方法】
1. 将大肠埃希菌、产气杆菌分别种于2支葡萄糖蛋白胨水。
2. 37 ℃孵育48 h后，分别加入等量李氏试剂，摇匀后不加塞，静置30 min观察结果。

【实验结果】
出现红色者为阳性反应。

五、枸橼酸盐利用试验（Citrate Utilization Test）

【实验原理】
在枸橼酸盐培养基中，枸橼酸钠为碳的唯一来源。磷酸二氢铵为氮的唯一来源。有的细菌如产气杆菌等，可利用枸橼酸盐作为碳源，能在此培养基上生长，并分解枸橼酸盐而最后产生碳酸盐，使培养基呈碱性，这样培养基中的溴麝香草酚蓝指示剂由绿色变为深蓝色，为枸橼酸盐利用试验阳性。若细菌不能利用枸橼酸盐作为碳源，在此培养基上就不生长，则培养基不变色，为枸橼酸盐利用试验阴性。

【实验材料】
1. 枸橼酸盐培养基。
2. 大肠埃希菌、产气杆菌。

【实验方法】
1. 分别接种大肠埃希菌、产气杆菌于2支枸橼酸盐培养基。
2. 37 ℃孵育24～48 h，观察结果。

【实验结果】
若有菌苔出现、培养基变为深蓝色则为阳性。

六、硫化氢产生试验（H_2S Production Test）

【实验原理】
某些细菌能分解培养基中胱氨酸等含硫氨基酸，生成硫化氢。硫化氢遇铅盐或铁盐（如硫酸亚铁）则形成黑褐色的硫化铅或硫化铁沉淀物。黑色沉淀越多，表示生成的硫化氢量越多。

【实验材料】
1. 菌种：大肠埃希菌、变形杆菌琼脂斜面18～24 h培养物。
2. 醋酸铅培养基。

【实验方法】
1. 分别穿刺接种大肠埃希菌、变形杆菌至两管醋酸铅培养基中。

2. 37 ℃孵育 24 h 后观察结果。

【实验结果】

穿刺线部位呈黑褐色者为阳性，不变色者为阴性。

七、细菌菌落的色素及溶血现象观察（Bacterial colony's pigment and hemolysis phenomenon）

【实验原理】

有些细菌能形成色素。有些细菌能产生溶血素，当接种于血琼脂平板培养基上可在菌落周围形成溶血环。菌落的色素和溶血环可作为鉴别某些细菌的根据。

【实验材料】

1. 普通琼脂平板培养基。
2. 血琼脂平板培养基。

【实验方法】

用分区划线的方法分别接种金黄色葡萄球菌和铜绿假单胞菌在普通琼脂平板培养基上，接种溶血性链球菌在血琼脂平板培养基上，培养 18～24 h 后观察结果。

【实验结果】

1. 观察金黄色葡萄球菌在普通平板上产生的色素。该色素只局限于菌落，属脂溶性色素。
2. 观察铜绿假单胞菌在普通平板上产生的色素，该色素可扩散至菌落周围的培养基中，属水溶性色素。
3. 观察溶血性链球菌在血平板上出现的溶血环。

附

细菌生化反应培养基及试剂的配制方法

一、蛋白胨水培养基

取蛋白胨 1 g，氯化钠 0.5 g，溶于蒸馏水 100 mL 中，调整酸碱度至 pH 7.6，分装到小试管中，高压蒸汽 15 磅灭菌 20 min。

二、单糖发酵管培养基

在 100 mL 蛋白胨水中加入安氏（Andrade）指示剂（配法：0.5% 酸性复红水溶液，滴加 1 mol/L NaOH，使溶液由鲜红色逐渐变为棕红色，直至呈草黄色为止）1 mL 和某一种单糖 0.5～1 g，溶解后分装试管，内置一玻璃小倒管，每管 2～3 mL（以使小倒管完全浸没为度），高压蒸汽 8 磅灭菌 20 min。取出后，在各种糖管上分别以不同颜色作标记，以供区别。如红色代表葡萄糖，黄色代表乳糖，蓝色代表麦芽糖，白色代表甘露醇，黑色代表蔗糖等。

三、葡萄糖蛋白胨水培养基

取葡萄糖 0.5 g，蛋白胨 0.5 g，磷酸氢二钾 0.5 g 溶于 100 mL 蒸馏水中，调整 pH 至 7.2，高压灭菌后备用。

四、醋酸铅培养基

将制好的普通琼脂培养基 100 mL，加热熔化，冷却至 60 ℃，加入备好的无菌硫代硫酸钠及醋酸铅水溶液（硫代硫酸钠及醋酸铅各 0.25 g 分别用 1 mL 水溶化，高压蒸汽灭菌）。摇匀后，无菌分装于小试管，每管约 1.5 mL。经 37 ℃ 孵育 24 h，无菌生长者可应用。

五、枸橼酸盐培养基

取枸橼酸钠 0.23 g，磷酸二氢铵 0.1 g，硫酸镁 0.02 g，磷酸氢二钾 0.1 g，氯化钠 0.5 g，琼脂 2 g，蒸馏水 100 mL 加热溶化，调整 pH 为 6.8，加入 0.5% 溴麝香草酚蓝酒精溶液 2 mL，混匀，分装试管，高压灭菌，灭菌后趁热取出制成斜面。

六、靛基质试剂（Ehrlich 试剂）

取对二甲基氨基苯甲醛 2 g，溶于 95% 酒精 190 mL 中，再加入浓盐酸 40 mL 混匀。

七、甲基红试剂

取甲基红 0.02 g，95% 酒精 60 mL，混合溶解后再加入蒸馏水至 100 mL。

八、李氏（Leifson）试剂

取硫酸铜 1 g 溶于 10 mL 蒸馏水中，然后加入浓氨水 40 mL，混匀，再加 10% NaOH 溶液至 1 000 mL。

实验五
细菌在自然界及人体的分布
(The Distribution of Bacteria in Nature and Human Body)

目的要求

1. 用简单方法证明空气中、污水、土壤及人体皮肤、咽喉均有大量细菌存在。
2. 帮助学生树立严格的消毒及无菌观念。

实验内容

【实验原理】

细菌在自然界及正常人体中分布极广,且种类甚多。绝大多数细菌营养要求不高,可在普通营养琼脂平板上生长繁殖。某些细菌需要特殊的培养基如血琼脂培养基、庖肉培养基等才能生长。细菌在琼脂平板上生长繁殖后,可形成肉眼可见的菌落。在液体培养基中生长繁殖后可使培养基呈现浑浊。

【实验材料】

平皿、普通营养琼脂培养基、血琼脂平板培养基、无菌棉花拭子、无菌吸管、酒精灯、庖肉培养基、肉汤培养基。

【实验方法】

1. 空气的细菌检查:

取普通琼脂平板一个打开盖暴露于空气中 10 min,然后盖好,放 37 ℃温箱孵育 24 h 后看结果,观察菌落数目。

2. 自来水的细菌检查:

(1) 用无菌吸管吸取自来水 1 mL 置于平皿中。

(2) 取已熔化并冷却至 45 ℃左右(手握琼脂管感觉热而不烫手)的琼脂,倾注入平皿,轻轻摇动,使与水样混合均匀静置桌面,等琼脂凝固(图 5-1)。

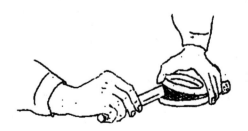

图 5-1 倾注培养法示意

(3) 同法取污水一份检查（但应根据污水的污染程度用生理盐水作适当稀释后进行检查）。

(4) 置 37 ℃ 孵育 24 h 后，取出观察结果，计算出每毫升自来水或污水的菌落数。菌落计算时可用肉眼观察计数，亦可用菌落计数盘计数。

菌落计数盘是刻有 144 个小方格的玻璃板，每小方格之面积为 1 cm²。数菌落时计算不同部位的 10 个小方格内的菌落数，如为 30 个，则平均 1 个小方格为 3 个菌落。培养皿的面积是 πr^2，若其直径是 9 cm，则半径为 4.5 cm；整个培养皿的菌落数是 3.14 × (4.5)² × 3 个 = 191 个菌落。

注意事项：

(1) 取自来水样时，须先将水龙头用酒精灯烧灼灭菌，再将龙头完全开放，放水 5 min，再将龙头关小，然后用消毒瓶以无菌操作手续采集水样。

(2) 倾注平板时，琼脂的温度一定要掌握好，不能过冷或过热。

(3) 熔化琼脂倾注入平皿后，应随即在桌面上转动平皿数次，使水样和琼脂迅速均匀混合，但勿溢出皿外。

3. 土壤中细菌的检查：

取少量泥土（约 0.5 g）接种庖肉培养基及肉汤培养基各 1 支。37 ℃ 培养 1～4 天，取出观察细菌生长情况，并作涂片，革兰氏染色镜检。

4. 手指的细菌检查：

用手指直接涂于普通琼脂板上，放 37 ℃ 温箱孵育，24 h 后看结果，观察有多少种不同特征的菌落（本实验可将琼脂平板划分 4 格，供 4 位同学实验）。

5. 咽喉部的细菌检查：

用无菌棉花拭子于咽喉处取材，涂抹于血琼脂平板表面的一侧，再用无菌接种环在该处涂抹几下，以便沾取检材，然后按交叉划线分离法划开，接种后放 37 ℃ 温箱孵育，24 h 后看结果，观察有多少种不同特征的菌落。

实验六

理化因素对细菌的影响
(The Influence of Physical and Chemical Agents on Bacteria)

目的要求

1. 掌握高压蒸汽灭菌的原理、使用方法及滤过除菌的方法。
2. 熟悉紫外线、常用化学消毒剂的杀菌作用及应用范围。

实验内容

【实验原理】

高压蒸汽灭菌器的原理是利用高温使细菌蛋白质变性凝固而灭菌。水在常压下 100 ℃沸腾,大气压力增加,沸点温度亦随之增加。因此,在密闭的高压蒸汽灭菌器内,当压力增加到 0.105 MPa(15 磅)时,温度则达到 121.3 ℃,在此温度下维持 20~30 min 即可完全杀死细菌的繁殖体和芽胞。

紫外线的杀菌机制主要是生成胸腺嘧啶二聚体,干扰细菌核酸的复制。紫外线的穿透力弱,适用于空气和物品表面的消毒。

滤过除菌法是通过特定的细菌滤器来除去液体中细菌的方法,它是依据过滤介质孔径的机械阻力和静电引力的作用而除去细菌的。许多物质如血清、抗生素、酶、维生素及其他不耐热或经化学消毒剂处理又极易变性的物质,均可采用滤过除菌法达到除菌的目的。

石炭酸等化学消毒剂和细菌接触后,会损害细菌的细胞膜,或引起蛋白质变性等,从而灭活细菌。

一、高压蒸汽灭菌法

【实验材料】

1. 菌种:大肠埃希菌、白色葡萄球菌斜面培养物。
2. 培养基:肉汤培养基。
3. 手提式高压蒸汽灭菌器。

【实验方法】

1. 将大肠埃希菌和白色葡萄球菌分别接种于肉汤培养基内。
2. 先将手提式高压蒸汽灭菌器(图 6-1)底层加水,将欲灭菌物品放置在金属圆桶内搁板上,然后将盖紧闭,扭紧螺旋,插上电源,待器内压力升至 5 磅(约 0.034 MPa)时,稍放开排气阀门约 3 min,待压力下降至 0 时,器内原来的冷空气完全排出,关闭排气阀门,继续加热,待压力上升至 0.105 Mpa(15 磅)后,调节热源,使之维持 20～30 min。灭菌时间达到后,便停止加热,待压力自行下降至 0 时,开盖取物。切勿突然打开排气阀门放气减压,以免液状物品冲出容器而外溢。

3. 将接种的肉汤培养基经高压灭菌后取出,置 37 ℃恒温培养箱培养 24 h 后,记录有无细菌生长现象,并分析结果。

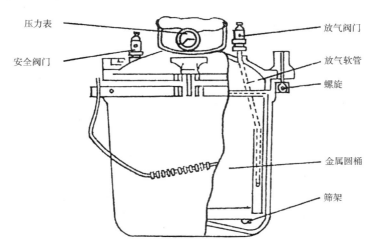

图 6-1 手提式高压蒸汽灭菌器结构示意

【实验结果】

将高压蒸汽灭菌的效果填入表 6-1。

表 6-1 高压蒸汽灭菌结果记录

菌名	生长情况	原因

二、紫外线杀菌试验

【实验原理】

紫外线中波长为 200～300 nm 者具有杀菌能力,其中 265～266 nm 的杀菌作用最强。其杀菌作用主要是因为 DNA 吸收了紫外线引起胸腺嘧啶形成二聚体,从而干扰了 DNA 的复制,轻则发生突变,重则导致死亡。紫外线杀菌力强而稳定,但穿透力弱,不能通过玻璃和纸张,因此,只适用于直接照射的物体表面消毒或空气消毒。

【实验材料】

1. 菌种:大肠埃希菌液。
2. 培养基:普通琼脂平板培养基。
3. 紫外灯。

【实验方法】

1. 用接种环沾取大肠埃希菌液放到普通琼脂平板上(每平板放 2 环),然后用扩散棒将接种的细菌来回均匀地涂布于整个平板表面。

2. 将涂有细菌的平板用玻璃盖遮住平板一半,放置在距紫外灯 60～100 cm 处,直接接受紫外线照射 30 min。

3. 照射完毕,盖好琼脂平板,放 37 ℃ 温箱孵育 24 h 观察结果。

【注意事项】

1. 接种细菌不能过多,以防菌液在平板上流动。
2. 接种细菌涂布时要均匀。
3. 注意平板放置位置与紫外灯的距离。

三、滤过除菌试验

【实验材料】

1. 标本:自然水(河水、池塘水或已知含菌水)。
2. 培养基:肉汤培养基。
3. 蔡氏滤器(图 6-2)或滤膜滤菌器、全套抽滤装置、无菌吸管等。

【实验方法】

1. 石棉滤板或滤膜事先用蒸馏水浸泡数小时,取出,装入滤菌器。滤菌器和抽滤瓶用纱布、牛皮纸包扎好,高压蒸汽灭菌,备用。

2. 用无菌吸管吸取 0.1 mL 自然水接种于肉汤培养基中。

3. 将自然水倒入滤菌器内,开动抽气泵,减压抽滤。抽滤时,负压不宜超过 40～50 cmHg。抽滤完毕应注意滤菌器的清洗与灭菌。

4. 另取一支无菌吸管取滤过除菌水 0.1 mL,接种于另一支肉汤培养基中。

5. 将上述两管分别标记,置 37 ℃ 恒温箱培养 24 h 后,观察结果。

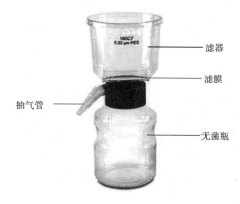

图 6-2 蔡氏过滤除菌器示意

【实验结果】

自然水中一般都有细菌存在,所以接种了未经除菌处理的自然水的肉汤培养基应有细菌生长,肉汤变混浊,而接种了经滤过除菌的自然水的肉汤培养基则无菌生长,肉汤仍保持澄清。

四、化学消毒剂的杀菌作用

【实验材料】

1. 白色葡萄球菌 24 h 肉汤培养液。

2. 0.3% 过氧乙酸、3% 石炭酸、2% 来苏及 1∶1 000 新洁尔灭。

3. 肉汤培养基，无菌吸管及无菌试管。

【实验方法】

1. 用无菌吸管吸 0.1 mL 白色葡萄球菌 24 h 肉汤培养液，分别加入下列各管中：0.3% 过氧乙酸（2 mL）；3% 石炭酸（2 mL）；2% 来苏（2 mL）；1∶1 000 新洁尔灭（2 mL）。

2. 摇匀，静置一旁，经 5、15、30 min 后，分别从各管中取出一接种环，分别移种到不同肉汤管中。

3. 放 37 ℃ 温箱孵育 24 h 后记录结果。

实验七

生物因素对细菌的影响

(The Influence of Biological Agents on Bacteria)

一、抗菌素的抗菌作用

（一）纸片扩散法

目的要求

1. 掌握标准纸片扩散法（K-B法）的原理、操作方法、结果的判读与解释及其临床意义。

2. 掌握纸片扩散法的质量控制方法。

实验内容

【实验原理】

含有定量抗菌药物的纸片贴在已接种测试菌的琼脂平板上，纸片中所含的药物吸取琼脂中的水分溶解后便不断地向纸片周围区域扩散，形成递减的梯度浓度。在纸片周围抑菌浓度范围内的细菌的生长被抑制，形成透明的抑菌圈。抑菌圈的大小反映测试菌对测定药物的敏感程度，并与该药对测试菌的最低抑菌浓度（MIC）呈负相关，即抑菌圈愈大，MIC愈小。

【实验材料】

1. 菌种：金黄色葡萄球菌ATCC25923、大肠埃希菌ATCC25922、铜绿假单胞菌ATCC27853。

2. 培养基：水解酪蛋白琼脂（MH琼脂）。

3. 试剂：无菌生理盐水、0.5麦氏标准比浊管（McFarland standard，相当于1.5×10^8 CFU/mL）、抗菌药物纸片：阿米卡星（AMK）、庆大霉素（GEN）、青霉素（PEN）、苯唑西林（OXA）、氨苄西林（AMP）、氨苄西林/舒巴坦（AMS）、哌拉西林（PIP）、头孢唑林（FZN）、头孢呋辛（FRX）、头孢他啶（CAZ）、氨曲南（ATM）、亚胺培南（IMP）、环丙沙星（CIP）、万古霉素（VAN）、克林霉素（CLI）、复方新诺明（SXT）。

4. 其他：无菌棉拭子、镊子、毫米尺、接种环。

【实验方法】

1. 将孵育16～24 h的血平板上的菌落接种至营养肉汤中，培养6～8 h后用生理盐水校正浓度至0.5麦氏标准（相当于1.5×10^8 CFU/mL）。

2. 用无菌棉拭蘸取菌液，在试管内壁旋转挤去多余菌液后在MH琼脂表面均匀涂布接种3次，每次旋转平板60°，最后沿平板内缘涂抹1周。

3. 平板在室温下干燥3～5 min后用无菌镊子将含药纸片紧贴于琼脂表面，各纸片中心相距应大于24 mm，纸片距平板内缘应大于15 mm，置37 ℃孵育16～18 h后观察结果。药物的选择参照表7-1。

表7-1 药敏纸片的选择

待测菌	药物
金黄色葡萄球菌 ATCC25923	PEN、OXA、CLI、VAN、CIP、GEN、SXT
大肠埃希菌 ATCC25922	AMP、FZN、GEN、AMS、FRX、CIP、IMP
铜绿假单胞菌 ATCC27853	CAZ、GEN、PIP、AMK、ATM、CIP、IMP

【实验结果】

用毫米尺量取抑菌圈直径，参照表7-2的标准判读结果。按敏感（S）、中介（I）、耐药（R）报告结果。

表7-2 纸片法药敏试验的纸片含药量和结果解释

抗菌药物	纸片含药量	抑菌圈直径/mm		
		耐药	中介	敏感
AMK	30 μg	≤14	15～16	≥17
GEN	10 μg	≤12	13～14	≥15
PEN	10 单位	≤28	—	≥29
OXA	1 μg	≤10	11～12	≥13
AMP	10 μg	≤13	14～16	≥17
PIP	100 μg	≤17	—	≥18
FZN	30 μg	≤14	15～17	≥18
FRX	30 μg	≤14	15～17	≥18
CAZ	30 μg	≤14	15～17	≥18
ATM	30 μg	≤15	16～21	≥22
AMS	10/10 μg	≤11	12～14	≥15
IMP	10 μg	≤13	14～15	≥16
CIP	5 μg	≤15	16～20	≥21
VAN	30 μg	—	—	≥15
CLI	2 μg	≤14	15～20	≥21
SXT	1.25/23.75 μg	≤10	11～15	≥16

【注意事项】

（1）标准菌株的抑菌圈应落在表7-3所示的预期范围内。如果超出该范围，应视为失控而不发报告，须及时查找原因，予以纠正。

（2）培养基的质量、药敏纸片的质量、接种菌量、试验操作质量、孵育条件、抑菌圈测量工具的精度和质控菌株本身的药敏特性等均能影响纸片扩散法抗生素敏感试验结果的准确性和精密度。

表7-3　质控标准菌株的抑菌圈预期值范围

抗菌药物	纸片含药量	抑菌圈直径/mm		
		大肠埃希菌 ATCC 25922	金黄色葡萄球菌 ATCC 25923	铜绿假单胞菌 ATCC 27853
AMK	30 μg	19～26	20～26	18～26
GEN	10 μg	19～26	19～27	16～21
PEN	10 单位	—	26～37	—
OXA	1 μg	—	18～24	—
AMP	10 μg	16～22	27～35	—
AMS	10/10 μg	20～24	29～37	—
PIP	100 μg	24～30	—	25～33
FZN	30 μg	29～35	23～29	—
FRX	30 μg	20～26	27～35	—
CAZ	30 μg	16～20	25～32	22～29
ATM	30 μg	—	28～36	23～29
IMP	10 μg	26～32	—	20～28
CIP	5 μg	30～40	22～30	25～33
VAN	30 μg	—	17～21	—
CLI	2 μg	—	24～30	—
SXT	1.25/23.75 μg	24～32	24～32	—

（二）稀释法

目的要求

1. 了解各种稀释法抗生素敏感性试验的原理、操作方法、结果判读方法和临床意义。

2. 了解稀释法的质量控制原则。

实验内容

【实验原理】

1. 琼脂稀释法。

将不同剂量的抗菌药物加入到已溶化并冷至 50 ℃左右的定量 MH 琼脂中,制成含不同递减浓度药物的平板,经接种待测菌(可在一个平板上作多株测定),孵育后其最低药物浓度不出现菌落者,即为待测菌的 MIC。

本试验特点是可同时做多株菌株的 MIC 测定,结果的重复性优于肉汤稀释法,且易于发现污染或耐药突变菌,是新药验证时常用的体外药敏试验经典参照标准。

2. 肉汤稀释法包括试管稀释法。

以水解酪蛋白(MH)液体培养基将抗生素作不同浓度的稀释,然后种入待测细菌,定量测定抗菌药物对被测菌的最低抑菌浓度(MIC)或最低杀菌浓度(MBC)。

3. 微量稀释法。

聚苯乙烯微孔板内含有各种稀释度的抗菌药物(或抗菌药物经冷冻干燥后制成的商品化试剂盒),临床微生物实验室只需依次加入试验菌液即完成药敏操作,盖上盖板,用透明胶布密封后,于 37 ℃孵育 16～24 h 后判断结果。凡孔底清晰或不出现沉淀细菌的最低药物浓度即为该抗生素对试验菌的最低抑菌浓度(MIC)。

【实验材料】

1. 菌种:金黄色葡萄球菌 ATCC29213、大肠埃希菌 ATCC25922、铜绿假单胞菌 ATCC27853、粪肠球菌 ATCC29212。

2. 培养基:水解酪蛋白(MH)琼脂、MH 肉汤。

3. 试剂:无菌生理盐水、蒸馏水、0.1 mol/L 磷酸盐缓冲液(pH 6.0)、0.5 麦氏标准比浊管(相当于 1.5×10^8 CFU/mL)。

4. 其他:试管、吸头、接种环、无菌 96 孔聚苯乙烯 U 型微量板、微量加样器、振荡器、胶纸、湿盒、内径 90 mm 的平板、Steers 多头接种器。

【实验方法】

1. 琼脂稀释法。

(1) 步骤。

1) 抗菌药物原液的配制:配制各种抗菌药物原液的溶剂和稀释剂为蒸馏水和 0.1 mol/L 磷酸盐缓冲液(pH 6.0)。原液浓度常为测定最高浓度的 10 倍以上。肉汤稀释法常用的原液浓度为 1 280 μg/mL,琼脂稀释法常用的原液浓度为 5 120 μg/mL。原液配制好后用过滤法除菌,小量分装备用。大部分抗菌药物原液在 -20 ℃以下可保存 3 个月,但在 4 ℃下只能保存 1 周。琼脂和肉汤稀释法所用抗菌药物容积和稀释浓度见表 7-4。

表7-4 琼脂和肉汤稀释法所用抗菌药物容积及稀释浓度

药物浓度 /μg·mL^{-1}	取药液量 /mL	加稀释剂量 /mL	药物稀释浓度 /μg·mL^{-1}	琼脂或肉汤中最终 含药浓度/μg·mL^{-1} 药物:琼脂(或肉汤)=1:9
5 120（原液）	1	0	5 120	512
5 120	1	1	2 560	256
5 120	1	3	1 280	128
1 280	1	1	640	64
1 280	1	3	320	32
1 280	1	7	160	16
160	1	1	80	8
160	1	3	40	4
160	1	7	20	2
20	1	1	10	1
20	1	3	5	0.5
20	1	7	2.5	0.25
2.5	1	1	1.25	0.125
2.5	1	3	0.625	0.062 5
2.5	1	7	0.312	0.031 2

2）含药琼脂的制备：按表7-4所示稀释待测抗菌药物。分别取2 mL加入一系列已做好标记、内径为90 mm的平板内。再取溶化后已在50 ℃水浴中平衡30 min以上的MH琼脂18 mL加入平板内，边加边摇晃平板，使药物和培养基充分混匀。

3）接种：用Steers多头接种器在水平台上对平板逐个接种，该接种器一次可接种37株菌。每头的接种菌量为1～2 μL（含菌量约10^7 CFU/mL），故最终接种菌量约每个接种点含10^4个菌。亦可在平板上划定区域后用1～2 μL定量接种环进行接种，接种后所形成的菌液圈直径5～8 mm。接种时应先接种含药浓度低的平板，然后接种含药浓度高的平板，最后接种不含抗菌药物的生长对照平板，以检查整个实验过程中测试菌的存活状态。

4）孵育：待接种点菌液干后，平板置37 ℃孵育16～20 h。

（2）结果。

1）结果判断：菌落生长被完全抑制的最低药物浓度为该药对检测菌的MIC。单一菌落生长可忽略不计。

2）质量控制：每个琼脂平板应同时接种标准菌株，根据测试菌种类分别选用金黄色葡萄球菌ATCC29213、大肠埃希菌ATCC25922、粪肠球菌ATCC29212和铜绿假单胞菌 ATCC27853 等标准菌株在同一试验条件下进行测定。常用抗菌药物对这些标准菌株的 MIC 的预期值范围已定出，如测试结果超过或低于预期值范围一个稀释度以上时，不应发出报告，检查导致差错的可能原因以及标准菌株是否被污染或已变异等，并重复测定。同时应在接种完毕后于接种器各孔内取一接种环的含菌肉汤划线接种于血平板上以检查有无污染或混合生长。

2. 肉汤试管稀释法。

（1）方法。

1）抗菌药物稀释：取 26 支试管排成两排，每排 13 支。另取 3 支试管，分别标记上"肉汤对照"、"测试菌生长对照"和"质控菌生长对照"等。用 MH 肉汤稀释抗菌药物原液至待测最高浓度（如 128 μg/mL），操作可按表 7-4 所示的稀释方法进行。除每排的第一支试管外，每支试管内加 MH 肉汤 2 mL。每排的第一、二管分别加入 2 mL 抗菌药物稀释液，依次倍比稀释至第 13 管，各管中抗菌药物的终浓度依次为 128、64、32、16、8、4、2、1、0.5、0.25、0.12、0.06 和 0.03 μg/mL。

2）测试菌和质控标准菌的准备：增菌培养同 K-B 法，生长后的菌液用 3～5 mL 生理盐水校正浓度至 0.5 麦氏比浊标准，再用 MH 肉汤 1:10 稀释，使含菌量达到 10^7 CFU/mL。

3）接种：用微量加样器取 0.1 mL 检测菌液依次由低浓度到高浓度加到第一排的各试管中，标准菌加到第二排的各试管中。最终接种量约 5×10^5 CFU/mL。加样时加样器吸头必须插到管内液面下加菌并注意避免与管内壁接触。加毕菌液后的试管应避免晃动。

（2）结果。

1）判读结果：37 ℃孵育 24 h 后测试菌（或标准菌）不出现肉眼可见生长的最低药物浓度为该药对测试菌（或标准菌）的 MIC。

2）每批或每次实验时应根据测试菌种类分别选用金黄色葡萄球菌 ATCC29213、大肠埃希菌 ATCC25922、粪肠球菌 ATCC29212 和铜绿假单胞菌 ATCC27853 等标准菌株在同一试验条件下进行测定。原则同琼脂稀释法。

3）影响结果的因素：培养基、接种菌量、蛋白质结合率、抗菌药物的配制、结果观察的时间等因素均能影响本试验的结果。此外，液体稀释法不适于做磺胺药或三甲氧苄氨嘧啶等抑菌剂的药敏试验，因为敏感菌株在被抑制前已可繁殖数代，从而使结果的终点不清；而应用琼脂稀释法可获满意的结果。

3. 微量稀释法（略）。

（三）E 试验

目的要求

1. 熟悉 E 试验的原理、操作方法、结果判读方式和临床意义。
2. 熟悉 E 试验的质量控制要点。

实验内容

【实验原理】

E 试验试条是一条宽 5 mm、长 50 mm，内含有干化、稳定的、浓度由高至低呈指数梯度分布的一种抗菌药物的商品化塑料试条，试条上面用数字标出所含该药物的浓度刻度（μg/mL），浓度梯度范围一般为 15 个自然对数。E 试验结合了稀释法和扩散法的原理和特点，操作简便同扩散法，但可以像稀释法一样直接定量测出抗菌药物对测试菌的最低抑菌浓度（MIC），结果准确，重复性好。

【实验材料】

1. 菌种：金黄色葡萄球菌 ATCC29213、大肠埃希菌 ATCC25922 或 35218、铜绿假单胞菌 ATCC27853、粪肠球菌 ATCC29212。

2. 培养基：水解酪蛋白（MH）琼脂或 PDM 抗生素敏试培养基。

3. 试剂：无菌生理盐水、0.5 麦氏标准比浊管（相当于 1.5×10^8 CFU/mL）、E 试验试条。

4. 其他：无菌棉拭、药条置放器或镊子、药条置放模板、接种环。

【实验方法】

1. 菌液准备：平板接种同 K-B 纸片琼脂扩散法。

2. 接种：将浓度为 0.5 麦氏浓度的测试菌用棉拭子涂布法接种在药敏琼脂培养基上。

3. 将置放模板放于直径 140 mm 的药敏平皿下，用药条置放器或镊子将药敏试条放置在模板所示位置上，每个直径 140 mm 的平板内可放置 6 条 E 试验试条，而 90 mm 平板只能放 1~2 条。

4. 孵育温度和时间与纸片扩散法相同。

【实验结果】

1. 结果判读：孵育后围绕试条可形成一个椭圆形的抑菌圈，抑菌圈和试条的横向相交处的读数刻度即是该测定抗菌药物对测试菌的最低抑菌浓度（MIC）。结果参照已定出的标准判断。

2. 质量控制：基本与稀释法相同，应掌握 E 试验药敏试条的正确使用和储存方式，如涂菌后一定要待琼脂表面干燥后方可置入药敏试条，以及 E 试验判定 MIC 终点的正确方法。

【注意事项】

1. 药敏试条两侧的抑菌圈与试条相交处位于试条上所示上下刻度之间时，读取较高的一侧所示的读数。

2. 药敏试条两侧的抑菌圈与试条相交处不一致时，读取刻度数值较高的一侧所示的读数。

3. 沿药敏试条边缘生长的细菌线在阅读结果时可忽略不计。

4. β-内酰胺酶抑制剂因其固有活性等原因可能会导致沿药敏试条的下端形成一

下延的抑菌圈，此时的 MIC 应是椭圆形抑菌圈正常椭圆线的延伸与药敏试条相交处的刻度读数。

5. 在椭圆形抑菌圈与药敏试条相交处或圈内有小菌落或大菌落时，应读生长被完全抑制的部分与药敏试条相交处的读数。

6. 出现双抑菌圈时，应读生长被完全抑制的部分与药敏试条相交处的读数。

7. 测试抑菌抗菌药物时，或接种菌量过高时，应读 80% 抑菌部分或生长被明显抑制的部分与药敏试条相交处的读数。

8. 当椭圆形抑菌圈在与药敏试条相交处呈凹下延伸时，阅读凹下起始处椭圆形切线的读数。一般高于完全抑制部位 0.5～1 个稀释度。

二、噬菌体的特异溶菌作用

目的要求

了解噬菌体对宿主菌的特异溶菌现象。

实验内容

【实验原理】

以细菌为宿主的病毒，称为噬菌体。它具有一定的形态结构和严格的寄生性，须在活的易感的宿主细菌细胞内才能生长繁殖，并能将宿主菌裂解，在固体培养基上进行试验，可出现蚀斑。噬菌体的溶菌作用有高度的特异性，故可借噬菌体来鉴定菌种的型别和帮助诊断细菌所致的疾病。

（一）噬菌体特异溶菌现象的观察

【实验材料】

1. 大肠埃希菌、痢疾志贺菌 18～24 h 肉汤培养物。
2. 大肠埃希菌噬菌体。
3. 普通平板。

【实验方法】

1. 于普通琼脂平板皿底，用蜡笔划 2 个直径约 2 cm 的圆圈。
2. 用无菌接种环取大肠埃希菌和痢疾志贺菌液分别涂布于圈内，并做出标记。
3. 待接种的菌液干后，再用灭菌接种环取大肠埃希菌噬菌体分别点种于涂布有细菌的圆圈中心内。
4. 将平板放 37 ℃ 孵育 24 h，观察是否有蚀斑出现，并记录结果。

（二）噬菌体效价的测定

【实验材料】

1. 大肠埃希菌 6 h 肉汤培养物。
2. 大肠埃希菌噬菌体。
3. 肉汤培养基、下层和上层琼脂培养基、培养皿、小试管、吸管。

【实验方法】

1. 试管法。

(1) 取无菌小试管 10 支,排列于试管架上,编号。

(2) 每管加肉汤 0.9 mL。

(3) 分别加大肠埃希菌噬菌体 0.1 mL 于第 1 管和第 10 管,第 1 管用吸管吹吸 3 次均匀后,取出 0.1 mL 至第 2 管,同法混匀后,取 0.1 mL 至第 3 管,如此作 10 倍稀释,直至第 8 管为止,混匀后,自第 8 管吸出 0.1 mL 弃去,第 9 管不加噬菌体。

(4) 加大肠埃希菌菌液于第 1 至第 9 管,每管 0.1 mL,第 10 管不加菌液。摇匀,37 ℃ 孵育 4～8 h 左右,发现只有细菌的对照管出现混浊时,观察结果,凡能发生溶菌的噬菌体最高稀释度即为其效价。按表 7-5 加样进行试验。

表 7-5 噬菌体效价测定的加样方法

试管号	1	2	3	4	5	6	7	8	9	10
肉汤/mL	0.9	0.9	0.9	0.9	0.9	0.9	0.9	0.9	0.9	0.9
噬菌体/mL	0.1	0.1	0.1	0.1	0.1	0.1	0.1	0.1	弃去	0.1
菌液/mL	0.1	0.1	0.1	0.1	0.1	0.1	0.1	0.1	0.1	—

2. 双层琼脂平板法。

(1) 取培养皿 10 只,每只倾入熔化的 2% 的下层琼脂 5～10 mL,静置桌上待凝。

(2) 依上法将大肠埃希菌噬菌体稀释成为 $10^{-1} \sim 10^{-9}$,分别吸取各种稀释度的噬菌体(高稀释度至低稀释度) 0.5 mL 至各培养皿,第 10 只培养皿不加噬菌体。

(3) 10 只培养皿中均加入大肠埃希菌菌液,每皿 0.1 mL。

(4) 取已熔化并冷至 55 ℃ 左右的 1% 上层琼脂,每皿加入 10～15 mL,迅速与噬菌体、菌液混合,制成双层琼脂平板。

(5) 37 ℃ 孵育 24 h 后,选择噬菌斑数在 30～300 个之间的培养皿,用菌落计数盘计数,再按稀释倍数算出每毫升含有噬菌体的数量,取其平均数即为该噬菌体的效价。

实验八
细菌的耐药性变异
(Bacterial Variation for Drug Resistance)

目的要求

1. 掌握耐药质粒在耐药性变异发生中的作用。
2. 掌握细菌耐药质粒传递的机理。

实验内容

【实验原理】

细菌耐药性基因位于质粒上或染色体等遗传物质上,可通过转化、转导、接合等方式进行传递。肠道杆菌可带有可传递的耐药性质粒(resistance plasmid, R),这种R质粒可通过接合方式由供体菌传给受体菌,使受体菌也获得相应的耐药性。本实验应用带有多重耐药质粒的痢疾志贺菌作为供体菌,用带有耐利福平基因的大肠埃希菌作为受体菌。供、受体菌各自单独在含有氯霉素和利福平药物的选择性培养基上均不生长;只有经接合后,供体菌把耐药质粒传递给受体菌后才能在选择性培养基上长出菌落。

【实验材料】

1. 菌种:供体菌为多重耐药的痢疾志贺菌 D15,Sm^r、Cm^r、Tc^r(耐链霉素、氯霉素、四环素);受体菌为大肠埃希菌 K12Wl485,Rif^r(耐利福平)。
2. 培养基:肉汤培养基、中国蓝选择培养平板含氯霉素(Cm)20 μg/mL,利福平(Rif)100 μg/mL。

【实验方法】

1. 细菌活化:将供、受体菌分别接种于 1 mL 肉汤中,37 ℃孵育 5~6 h,备用。
2. 接合传递:吸取供、受体菌液各 0.02 mL 于 0.5 mL 肉汤中混匀,37 ℃水浴中孵育 2 h。
3. 接合菌的检出:将含有 Cm + Rif 的中国蓝平板分为Ⅰ、Ⅱ两区,取 0.05 mL 供、受体菌分别接种于Ⅰ区的左、右,划线涂布;再取两菌混合孵育液 0.05 mL 涂布于Ⅱ区(图 8-1),置 37 ℃孵育 24~48 h,观察结果。

【实验结果】

在含 Cm + Rif 的中国蓝平板上,供、受体菌均不生长,只有接合后的细菌长出较大、不透明的蓝色菌落。

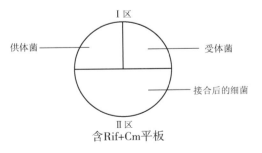

图 8-1 耐药性变异试验细菌接种示意

附

中国蓝琼脂培养基（China blue agar medium）

1. 成分：

蛋白胨	1 g
K_2HPO_4	0.2 g
乳糖	1 g
无糖琼脂	1.2 g
1% 中国蓝	0.5 mL
1% 玫瑰酸	1 mL
蒸馏水	加至 100 mL

2. 原理：

（1）中国蓝和玫瑰酸在不同 pH 中的颜色变化见表 8-1。

表 8-1　中国蓝和玫瑰酸在不同 pH 中的颜色变化

	酸性	碱性
中国蓝	蓝色	无色或淡蓝色
玫瑰酸	黄色	淡红色

该培养基制成后，pH 约为 7.4，呈淡紫红色。

（2）中国蓝在培养基中起指示剂作用，能分解乳糖产酸的细菌使培养基 pH 下降，故菌落呈蓝色；不分解乳糖产酸的细菌则形成无色菌落。

（3）玫瑰酸对一般革兰阳性菌的生长有抑制作用，故中国蓝-玫瑰酸琼脂培养基不易污染。

3. 用途：用于分离肠道致病菌。

实验九
细菌耐药性基因的 PCR 检测
（PCR Detection of Bacterial Drug-Resistance Gene）

目的要求

掌握利用 PCR 技术检测细菌菌株中耐药基因的方法。

实验内容

【实验原理】

细菌的耐药性基因位于质粒上或染色体上，可通过多种方式在菌株之间进行传递，从而产生多重耐药菌株。目前，国内外已广泛采用 PCR 技术进行耐药基因的检测和鉴定。本实验选用含四环素类药物耐药基因的菌株作为模板，利用 PCR 技术特异性扩增出菌株中的耐药基因片段，并将该 PCR 扩增片段进行 DNA 凝胶电泳鉴定。

【实验材料】

1. 菌种：四环素耐药大肠埃希菌菌株由本室鉴定保存，质控菌株 ATCC2599 购自中国药品生物制品检定所。
2. 液体培养基：含四环素的肉汤培养基（25 μg/mL）。
3. 根据 Genbank 已发表的四环素类药物耐药基因：*tetA*、*tetB*、*tetC*、*tetD*、*tetE*、*tetG*、*tetK* 设计好 PCR 反应的特异性引物（序列见表 9-1）。

表 9-1 扩增四环素耐药基因所用引物序列

基因	引物序列（5'→3'）	产物长度/bp
tetA	F：GCTACATCCTGCTTGCCT R：CATAGATCGCCGTGAAGA	210
tetB	F：TTGGTTAGGGGCAAGTTTTG R：GTAATGGGCCAATAACACCG	704
tetC	F：CTTGAGAGCCTTCAACCCAG R：ATGGTCGTCATCTACCTGCC	418
tetD	F：GGATATCTCACCGCATCTGC R：CATCCATCCGGAAGTGATAGC	436
tetE	F：AAACCACATCCTCCATACGC R：AAATAGGCCACAACCGTCAG	278
tetG	F：GCTCGGTGGTATCTCTGC R：AGCAACAGAATCGGGAAC	468

续表 9-1

基因	引物序列（5'→3'）	产物长度/bp
tetK	F: TCGATAGGAACAGCAGTA R: CAGCAGATCCTACTCCTT	169

注：F 为上游引物；R 为下游引物。

4. PCR 扩增试剂：2×PCR 预混液。
5. DNA 分子量标准：DL2000。
6. 梯度 PCR 仪。

【实验方法】

1. 细菌活化：将菌种分别接种于 1 mL 的肉汤培养基中，37 ℃过夜培养，备用。
2. PCR 检测耐药基因。反应体系如下：模板（菌液）1 μL，10 pmol/L 的上下游引物各 0.5 μL，2×PCR 预混液 10 μL，双蒸水 8 μL，总体积 20 μL。PCR 反应条件为：95 ℃预变性 5 min，94 ℃ 1 min，48.5～63.5 ℃ 1 min，△℃为 15 ℃，72 ℃ 1 min 30 s，共 25 次循环，72 ℃延伸 10 min。
3. PCR 产物经 1% 琼脂糖凝胶电泳检测。

【实验结果】

质控菌株 ATCC2599 无法扩增出特异性条带，而四环素耐药大肠埃希菌菌株可扩增出与预测大小相符的目的条带。

实验十

溶菌酶试验

(Examination of Lysozyme)

目的要求

了解溶菌酶的溶菌现象及其杀菌机制。

实验内容

【实验原理】

溶菌酶是正常体液和分泌液中所含的一种低分子量的碱性蛋白质，它能水解革兰氏阳性菌细胞壁中的肽聚糖成分，而致细菌崩解。革兰氏阴性菌细胞壁的肽聚糖层外面还有一层外膜，故在一般情况下不受溶菌酶的影响。溶菌酶是非特异性免疫中一种重要的体液杀菌成分。

【实验材料】

1. 混有溶壁微球菌（*M. Lysodeikdicus*）的 1% 琼脂平板。
2. 人的唾液（含有溶菌酶）、pH 6.4 的 1/15 mol/L 磷酸缓冲液、PBS、鸡蛋清。
3. 打孔器、针头、毛细吸管、量尺、小杯。

【实验方法】

1. 菌液的准备：溶壁微球菌在使用前于普通琼脂斜面传代 1 次，然后接种于普通琼脂斜面 37 ℃ 培养 24 h。加 pH 6.4 的 1/15 mol/L 磷酸缓冲液，将菌苔洗下，用比浊法使每毫升菌液含相当于 2 000 亿菌体浓度，再以 70 ℃ 水浴加热 1 h 杀菌。

2. 称取 1 g 优质琼脂加入 pH 6.4 的 1/15 mol/L 磷酸缓冲液 100 mL，加热溶解。

3. 取 1 mL 菌液（2 000 亿菌体/mL）加到 50～60 ℃ 已溶化的琼脂内，摇匀倾注平板（直径 7～8 cm 平板加 15 mL 培养基），待凝。

4. 用打孔器（直径 0.6 cm）打孔，再用针头挑出琼脂。

5. 先用清水漱口，略待片刻将唾液吐于小杯中，用毛细吸管吸出滴入孔内（注意不要溢出），同时加 PBS 作阴性对照，加鸡蛋清作阳性对照。

6. 置室温（24～26 ℃）18 h 后观察结果。

【实验结果】

测量溶菌环直径，并作记录。

【注意事项】

加唾液至孔内时，唾液不能溢出孔外，孔内不应有气泡。

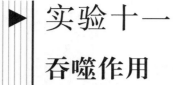

实验十一 吞噬作用
（Phagocytosis）

目的要求
了解吞噬细胞的吞噬作用。

实验内容

【实验原理】

吞噬细胞根据形态大小，可分为两类，小吞噬细胞即血液中的中性粒细胞，大吞噬细胞即组织中的巨噬细胞和血液中的大单核细胞。它们对外来的异物有吞噬和消化的功能，是机体天然防御的重要机制之一。

一、中性粒细胞的吞噬作用

【实验材料】

1. 小白鼠，金黄色葡萄球菌 24 h 肉汤培养物。
2. 无菌注射器及针头、解剖器械、载玻片及瑞氏染色液等。

【实验方法】

1. 取金黄色葡萄球菌 1～2 mL，注射于小白鼠腹腔内。
2. 经 5 h 后将动物解剖，用棉拭子取其腹腔液制作涂片，自然干燥后，用瑞氏（Wright）法染色，观察中性粒细胞（小吞噬细胞）吞噬葡萄球菌的现象。

【实验结果】

记录并绘图表示小吞噬现象。

二、巨噬细胞的吞噬作用

【实验材料】

1. 豚鼠，1% 可溶性淀粉，肉汤，10% 鸡红细胞悬液（经洗涤）。
2. 无菌注射器及针头、载玻片及瑞氏染色液。

【实验方法】

1. 取灭菌 1% 可溶性淀粉溶液 5 mL 注射于豚鼠腹腔（第 1 次注射）。
2. 12 h 后第 2 次注射肉汤 5 mL 于豚鼠腹腔内。
3. 1 h 后第 3 次注射鸡红细胞悬液 5 mL 于豚鼠腹腔内。
4. 第 3 次注射后分别于 1、6、24 h 抽取腹腔液少许作涂片，自然干燥，瑞氏法染色，观察腹腔巨噬细胞吞噬鸡红细胞的现象。

【实验结果】

记录并绘图表示大吞噬现象。

实验十二

内毒素测定——鲎试验

(Endotoxin detecting-limulus test)

目的要求

1. 学习鲎试验的操作与观察结果的方法。
2. 了解鲎试验的原理及用途。

实验内容

【实验原理】

内毒素是革兰氏阴性菌细胞壁中的脂多糖(lipopolysaccharide, LPS)成分,而类脂A是其活性部分。个别革兰氏阳性菌也含有内毒素;螺旋体、衣原体、立克次体亦含有LPS,具有内毒素活性。内毒素在细菌生活时不释放到环境中,只是在菌体自溶或用人工方法使细菌裂解后才释放出来。其性质较稳定、耐热、抗原性不强,相对分子质量大于10万。不同细菌的内毒素引起机体产生的症状基本相同,如发热、白细胞减少,微循环障碍及休克等。

内毒素的检测过去用家兔发热法,由于易受动物个体及环境因素的影响,现已被鲎试验所取代。鲎是一种海洋节肢动物,其血液中的有核变形细胞含有凝固酶原和可凝固蛋白。将这些变形细胞冻融裂解后制成鲎变形细胞溶解物(limulus amebocyte lysate, LAL),此溶解物若与待检标本中的内毒素相遇,内毒素激活LAL的凝固酶原成为凝固酶,作用于可凝固蛋白,使其凝聚成凝胶状态。鲎试验是目前检测内毒素最敏感的方法之一,比家兔热原试验敏感10~100倍,可测出0.01~1 ng/mL的微量内毒素。

鲎试验在临床上用于革兰氏阴性菌感染引起的内毒素血症、革兰氏阴性细菌性脑膜炎的早期诊断,以及用于药剂、生物制品中的热原检查,是一种快速、简便和高度灵敏的方法。

鲎试验主要有三种方法:凝胶法、沉淀蛋白法和产色底物法。后两种方法是从凝胶法改进而来,其灵敏度比凝胶法高5~10倍以上,可定量测定内毒素的含量,但操作较繁琐。

下面介绍常用的方法——凝胶法。

【实验材料】

1. 试剂:鲎试剂(鲎变形细胞溶解产物的冷冻干燥制品,装于安瓿管内),标准内毒素,无热原的无菌蒸馏水(或注射用水),待检样品。
2. 其他:小试管,吸管,恒温水浴箱等。

注意事项：

因极微量的内毒素即可导致 LAL 凝胶化，本试验所用试管、吸管等均须预先进行去热原处理。玻璃等耐热物品可干热 180 ℃ 以上 2 h 或 250 ℃ 30 min，以彻底破坏内毒素；不耐热物品可用双氧水浸泡。

【实验方法】

1. 取鲎试剂 1 支，按说明加入规定量的无热原的无菌蒸馏水使之溶解。
2. 取内毒素标准品，用无热原的无菌蒸馏水溶解。

所用浓度按每批溶解物的敏感性而定。一般稀释至 20 Eu/mL（Eu 为内毒素单位）。

3. 取 3 支小试管，分别编号，按表 12-1 加入各成分并进行操作。

表 12-1 凝胶法的操作方法

试管号	1 阳性对照	2 阴性对照	3 空白对照
鲎试剂溶液/mL	0.1	0.1	0.1
标准内毒素稀释液/mL	0.1	—	—
无热原的无菌蒸馏水/mL	—	0.1	—
待检样/mL	—	—	0.1
轻轻混匀，置 37 ℃ 水浴 1 h			

4. 孵育结束，将试管从水浴中轻轻取出。不要振动试管，以防凝胶破坏，产生假阴性。

【实验结果】

缓缓倒转试管 180°，如凝成固体凝块，为阳性；呈半流动状为弱阳性；仅见混浊絮状物，或无变化，则为阴性。

【注意事项】

鲎试验测定内毒素虽敏感，但试验中下列因素可影响其敏感性：

1. LAL 试剂的质量。每批试剂的敏感性可有不同，而这种差异与来源、制备方法等有关。
2. pH 对 LAL 凝胶化有明显影响，应将 pH 控制在 6～8，最适 pH 为 7.0 ± 0.2，因此，在检测药物热原时，对偏酸或偏碱药物，须先调正其 pH。
3. 孵育温度和时间。一般为 37 ℃，45～60 min，也可孵育 4～24 h，延长观察时间，可增加阳性率。
4. 待检物的性质。如检测血液中内毒素浓度低于 10 μg/L 时，仅能在血小板部分测出。

用本法测定时，宜用含血小板丰富的血浆。

如用蒸馏水稀释，不仅血小板溶解释放出内毒素，且能稀释血浆中的抑制因子，故可明显增强内毒素活性。为了去除血液中的抑制因子，可将稀释血浆加热后进行试验，或用氯仿抽取等方法。

实验十三
外毒素的毒性作用及其抗毒素的中和作用
(Toxic Effect of Exotoxin and Neutralization by Antitoxin)

目的要求

1. 观察破伤风外毒素对小白鼠的毒性作用。
2. 掌握小白鼠的肌肉注射和腹腔注射的操作方法。
3. 熟悉外毒素、抗毒素、类毒素的定义。

实验内容

【实验原理】

外毒素是某些致病菌在生长繁殖过程中产生并释放至体外的一种蛋白质。主要由某些革兰氏阳性菌如破伤风梭菌、肉毒梭菌、白喉棒状杆菌等产生。某些革兰氏阴性菌如痢疾志贺菌、产肠毒素大肠埃希菌、铜绿假单胞菌等也能产生。外毒素的性质不稳定，对热和某些化学物质敏感；其抗原性强，毒性作用也强，且具有亲组织性，能选择性地作用于某些组织器官，引起特殊病变，如破伤风梭菌产生的破伤风痉挛毒素能选择性地作用于运动神经细胞，引起痉挛症状，甚至死亡。但是细菌外毒素对机体的毒性作用，可被相应抗毒素中和。对具有免疫力的动物及事先或同时给予被动免疫的动物，注射同样剂量的外毒素，毒素即被中和，动物不出现中毒症状。

【实验材料】

1. 菌种：破伤风梭菌（*Clostridium tetani*）。
2. 培养基：0.1% 葡萄糖庖肉培养基。
3. 动物：小白鼠。
4. 溶液或试剂：破伤风抗毒素，生理盐水。
5. 仪器或其他用具：1 mL 无菌注射器，无菌针头，无菌吸管，碘酒棉球，乙醇棉球，离心机等。

【实验方法】

1. 将破伤风梭菌接种于 0.1% 葡萄糖庖肉培养基中，于 37 ℃ 培养 48 h，取上清液，以 3 000 r/min 离心沉淀 30 min，上清液中即含有破伤风外毒素。临用时可作适当稀释。
2. 取小白鼠 1 只，于后腿肌肉注射破伤风外毒素 0.2 mL。
3. 另取小白鼠 1 只，先腹腔注射破伤风抗毒素 0.2 mL，然后于后腿肌内注射破伤风外毒素 0.2 mL。
4. 将两只小白鼠分别标记，逐日观察有无发病。

【实验结果】

发病鼠可见尾部强直，注射毒素的一侧下肢发生麻痹或呈强直性痉挛，以后逐渐延及另一侧下肢及全身，于 2～3 天内死亡。

将结果填入表 13-1：

表 13-1　抗毒素与外毒素作用结果记录

	注射破伤风外毒素的小白鼠	注射破伤风外毒素 + 破伤风抗毒素的小白鼠
中毒症状		
出现时间		
死亡时间		

实验十四

病原性球菌
(Pathogenic Cocci)

目的要求

1. 认识葡萄球菌的生物学特性，链球菌的形态、菌落特征及其分类，脑膜炎奈瑟菌和淋病奈瑟菌的形态特征。
2. 掌握致病性和非致病性葡萄球菌的鉴别法。
3. 掌握抗链球菌溶血素"O"抗体的测定方法及其意义。

实验内容

【实验材料】

1. 已培养好的金黄色葡萄球菌，表皮葡萄球菌，甲、乙、丙三型链球菌的血琼脂平板。
2. 兔血浆，激活链球菌溶血素"O"，2%兔红细胞悬液，待检血清（1∶200），生理盐水，链球菌溶素"O"抗原胶乳。
3. 脑膜炎奈瑟菌的菌落涂片，淋病患者的泌尿生殖道的脓性分泌物涂片。
4. 吸管，小试管，载玻片。

一、葡萄球菌

（1）观察金黄色葡萄球菌和表皮葡萄球菌在血平板上的菌落形态、溶血特性及色素。
（2）观察葡萄球菌的革兰氏染色形态。
（3）葡萄球菌的鉴定——触酶试验。

【实验原理】

本试验用于检测细菌有无触酶的存在。过氧化氢的形成可看作是糖需氧分解的氧化终末产物，因为 H_2O_2 的存在对细菌是有毒性的，细菌产生酶将其分解，这些酶为触酶（过氧化氢酶）和过氧化物酶。葡萄球菌含有触酶，能催化过氧化氢分解，释放出氧分子产生气泡，因此触酶试验阳性。而链球菌不含触酶，因此触酶试验阴性。

【实验材料】

1. 菌种：葡萄球菌、链球菌普通琼脂平板菌落。
2. 试剂：3% H_2O_2。
3. 其他：玻片、吸管。

【实验方法】

1. 接种环挑取数个培养基上的葡萄球菌菌落，置于洁净玻片上，另挑取数个链球菌菌落作为对照。

2. 分别滴加3% H_2O_2 1~2滴，观察有无气泡产生。

【实验结果】

于1 min内有大量气泡产生者为触酶试验阳性，无气泡者为阴性。

（4）测定葡萄球菌的病原性——血浆凝固酶试验。

【实验原理】

金黄色葡萄球菌能产生血浆凝固酶，可使血浆中纤维蛋白原变为不溶性纤维蛋白，附着于细菌表面，在玻片上形成凝块；也可使试管中血浆发生凝固。

【实验材料】

1. 菌种：金黄色葡萄球菌、白色葡萄球菌肉汤培养物及普通琼脂平板菌落。

2. 试剂：新鲜兔血浆、生理盐水。

3. 其他：玻片、试管。

【实验方法】

玻片法：取未稀释的兔血浆和生理盐水各1滴分别滴于载玻片上，挑取金黄色葡萄球菌菌落少许分别与它们混合，立即观察结果。此法用于测定结合型凝固酶。

试管法：取3支10 mm×100 mm试管，各加0.5 mL 1∶4稀释的新鲜兔血浆（或人血浆），在其中1支试管中加0.5 mL待检菌的肉汤培养物，另2支试管中分别加0.5 mL凝固酶阳性和阴性菌株肉汤培养物作对照，37 ℃孵育，每30 min观察1次，一般观察3 h。此法用于测定游离型凝固酶。

【实验结果】

玻片法：细菌在血浆中聚集成团块，无法混匀则为血浆凝固酶试验阳性；反之，细菌在血浆中呈均匀混浊则为阴性。

试管法：细菌使试管内血浆凝固呈胶冻状，为血浆凝固酶试验阳性；反之，试管内血浆不凝固仍流动的，则为阴性。

二、链球菌

（1）观察甲型溶血性链球菌、乙型溶血性链球菌、丙型链球菌在血平板上的菌落形态、溶血特性。

（2）观察链球菌的革兰氏染色形态。

（3）抗链球菌溶血素"O"的测定——抗"O"试验。

（一）试管法（链球菌溶素"O"生物作用原理）测抗"O"

【实验原理】

乙型溶血性链球菌，能产生链球菌溶血素"O"，它是一种含–SH基的蛋白质，能溶解红细胞，对氧敏感，遇氧时该基团被氧化成–S–S–基，暂时失去溶血能力，若加入还原剂又可恢复其溶血作用。溶血素"O"具有很强的抗原性，人受乙型溶血性链球菌感染 2～3 周就能产生抗链球菌溶血素"O"抗体,此抗体可中和溶血素"O"的活性,且在病愈后数月至年余才消失,因此,测定人血清中抗链球菌溶血素"O"的抗体增长情况,可认为新近或反复受过乙型溶血性链球菌的感染。该测定法在临床上,可作为风湿活动期、急性肾小球肾炎及风湿性关节炎的辅助诊断手段。

【实验材料】
(1) 待检血清 1:200。
(2) 激活链球菌溶血素"O"(分片剂或水剂溶血素"O",使用时按说明书的要求临时配制)。
(3) 2% 兔红细胞悬液。
(4) 生理盐水。
(5) 吸管、小试管。

【实验方法】
取小试管 6 支,分别编号按表 14-1 进行试验。

表 14-1 抗"O"试验操作方法

管 号	1	2	3	4	5	6
生理盐水/mL	—	0.5	0.5	0.5	0.5	0.75
待检血清 1:200/mL	0.5	0.5	0.5	0.5	弃去—	—
血清稀释倍数	1:200	1:400	1:800	1:1600	—	—
激活溶血素"O"/mL	0.25	0.25	0.25	0.25	0.25	—
摇匀,置 37℃水浴箱中 10 min						
2%兔红细胞/mL	0.25	0.25	0.25	0.25	0.25	0.25
摇匀,置 37℃水浴箱中 30 min						

【实验结果】
完全不溶血的血清最高稀释度是血清抗链球菌溶血素"O"抗体的滴度,超过 400 者认为有诊断意义。

第 5 管为溶血素"O"对照管,应完全溶血。第 6 管为兔红细胞对照管,应不发生溶血。

(二) **胶乳凝集法**(链球菌溶素"O"抗原抗体作用原理)测抗"O"

【实验原理】
本试剂是由溶血素"O"和羧化聚苯乙烯胶乳共价交联而成的抗原胶乳,若与待检血清标本中相应抗体结合则发生凝集反应。ASO 胶乳灵敏度调整到 200 IU/mL,超过上述滴度即出现肉眼可见的凝集颗粒,使用本试剂血清标本不需稀释即可直接测定。

【实验材料】
(1) ASO 胶乳试剂(含 0.1% NaN_3)。

(2) 阳性对照 >200 国际单位（IU）/mL。
(3) 阴性对照 <200 国际单位（IU）/mL。
注：用于对照的人血清 HIV 及 HBsAg 为阴性，但仍须如患者样品一样小心处理。

【标本采集】

经离心获得新鲜血清标本，贮存于 2～8 ℃，48 h 内使用，时间过长须冰冻贮存，血浆不得使用。

【实验方法】

(1) 定性实验。
1) 试剂使用前，预置达室温。
2) 轻轻混匀胶乳试剂。
3) 核对阴性和阳性对照。
4) 在反应板孔中加 1 滴未稀释血清（50 μL）。
5) 然后加一滴胶乳试剂在血清中。
6) 轻轻摇动使其充分混匀，2 min 观察结果。阴性和阳性对照同上法操作。

实验结果：

凝集出现，ASO >200 IU/mL，阳性。无凝集出现，ASO <200 IU/mL，阴性。

(2) 半定量实验。

血清以生理盐水（0.9 g/100 mL 蒸馏水）倍比稀释后按表 14-2 操作即可。

表 14-2　半定量实验操作方法

管号	1	2	3
稀释倍数	1:2	1:4	1:8
生理盐水/μL	100	100	100
血清/μL	100	100	100　弃去
标本/μL	50	50	50
滴度 IU/mL	400	800	1 600

正常参考值：

成人 <200 IU/mL，各实验室应建立自己的正常参考值范围。

【注意事项】

(1) 使用前摇匀试剂，无肉眼可见的絮状出现，方可使用。
(2) 加试剂和阴性、阳性对照，应保证液滴大小一致。
(3) 试剂盒贮存于 2～10 ℃，切勿冰冻。

三、脑膜炎奈瑟菌和淋病奈瑟菌

观察镜下脑膜炎奈瑟菌和淋病奈瑟菌的革兰氏染色形态。

实验十五

肠杆菌科细菌

（Enterobacteriaceae）

一、大肠埃希菌、伤寒沙门菌和痢疾志贺菌的生物学特性

目的要求

1. 认识肠道杆菌均为革兰氏阴性杆菌，形态无特殊。
2. 了解肠道杆菌的生化反应与血清学试验及其在鉴定上的意义。

实验内容

【实验原理】

肠道杆菌是一类革兰氏阴性杆菌，其中一些为机会致病菌（包括大肠埃希菌、变形杆菌、产气杆菌等），另一些为致病菌，主要有沙门菌（如伤寒与副伤寒沙门菌）与痢疾志贺菌。它们的形态相似，但生化反应及抗原结构颇有差异，因此常用生化反应与血清学试验作分类鉴别。

【实验材料】

1. SS 琼脂平板培养基、双糖铁培养基、半固体培养基。
2. 大肠埃希菌、伤寒沙门菌和痢疾志贺菌。
3. 大肠埃希菌、伤寒沙门菌和痢疾志贺菌的革兰氏染色片。

【实验方法】

将大肠埃希菌、伤寒沙门菌、痢疾志贺菌各自分别划线接种于 SS 琼脂平板培养基、双糖铁培养基上，以及分别穿刺接种于半固体培养基上。

【实验结果】

1. 菌落观察。观察 SS 琼脂平板培养基（见附）上的大肠埃希菌、伤寒沙门菌和痢疾志贺菌的菌落特征。
2. 形态观察。观察镜下大肠埃希菌、伤寒沙门菌和痢疾志贺菌的革兰氏染色形态，注意形态和染色性有无区别。
3. 生化反应观察。观察大肠埃希菌、伤寒沙门菌和痢疾志贺菌的动力及其在双糖铁培养基上的生化反应（表 15 – 1）。

表 15-1　三种肠道杆菌在选择培养基上的菌落特征、生化反应及动力结果

细　菌	SS 平板	双糖铁培养基			半固体培养基
		上　层		下　层	
		乳糖	H$_2$S	葡萄糖	
大肠埃希菌	粉红色大菌落	+	⊥	⊕	+
伤寒沙门菌	无色细小半透明菌落	-	+/-	+	+
痢疾志贺菌	无色细小半透明菌落	-	-	+	-

注："⊕"为产酸产气；"+"为产酸或有动力；"⊥"为少量或迟缓；"-"为阴性。

4. 血清学鉴定。

二、肥达试验（Widal Test）

目的要求

1. 掌握肥达试验的原理，操作方法及结果判断。
2. 熟悉肥达反应的临床意义。

实验内容

【实验原理】

人感染伤寒或副伤寒沙门菌后，经过一定的时间，血清内出现特异性抗体，此种抗体与伤寒或副伤寒沙门菌结合后，能出现肉眼可见的凝集现象，肥达试验即利用此原理来作为伤寒或副伤寒的辅助诊断。

【实验材料】

1. 可疑伤寒或副伤寒患者血清（稀释成 1:10）。
2. 伤寒沙门菌"O"抗原、伤寒沙门菌"H"抗原。
3. 甲型副伤寒沙门菌"H"抗原、乙型副伤寒沙门菌"H"抗原。
4. 生理盐水、小试管、1 mL 吸管。

【实验方法】

1. 取洁净小试管 28 支，排列在试管架上，分为 4 排，每排 7 支，依次用蜡笔注明管号，用吸管吸取生理盐水，分装于小试管中，每管 0.5 mL。

2. 用 1 mL 吸管吸取 1:10 稀释的患者血清 0.5 mL，加入第一排第 1 管内，于管内连续吹吸 3 次，使血清与盐水充分混合，然后吸出 0.5 mL 放入第 2 管，同样吹吸混匀后，吸出 0.5 mL 放入第 3 管，如此继续稀释到第 6 管，自第 6 管吸出 0.5 mL 弃去。此时第 1 管到第 6 管的血清稀释倍数为 1:20～1:640，第 7 管不加血清作为对照。

3. 同法于第 2、3、4 排试管中将患者血清依次稀释。

4. 血清稀释完毕后,于第1排加入伤寒沙门菌"H"抗原,每管 0.5 mL,第2排加入伤寒沙门菌"O"抗原,第3排加入甲型副伤寒沙门菌"H"抗原,第4排加入乙型副伤寒沙门菌"H"抗原,每管均为 0.5 mL。

5. 轻轻振荡试管架,使各管内容物混匀,放37 ℃温箱中过夜,次日取出观察结果,凡与抗原能产生"＋＋"凝集的最高血清稀释度,即为该血清的效价。

【实验结果】

在表 15-2 填写肥达血清反应记录。

表 15-2 肥达血清反应结果记录

	1:20	1:40	1:80	1:160	1:320	1:640	盐水对照
伤寒沙门菌"H"							
伤寒沙门菌"O"							
甲型副伤寒"H"							
乙型副伤寒"H"							
血清最终稀释度	1:40	1:80	1:160	1:320	1:640	1:1280	

【注意事项】

1. 先勿摇动试管,以免凝块摇散。

2. 先观察盐水对照管,此管中细菌应不发生凝集,管底沉淀物呈圆形,边缘整齐(若轻轻振荡,细菌分散,仍呈均匀混浊现象)。

3. 然后自第1管看起,如有凝集,可见管底有凝集块(边缘不整齐)。

凝集程度用下面符号表示:

＋＋＋＋:液体清澈透明,菌体全部形成凝块于管底者。

＋＋＋:液体较透明,大部分菌体凝集沉于管底者。

＋＋:液体稍混浊,可见到较多细小凝集块者。

＋:液体较混浊,可见到细小凝集者。

－:液体混浊,无凝集者。

三、肠产毒性大肠埃希菌(ETEC)肠毒素基因的检测

目的要求

1. 了解产毒性大肠埃希菌(ETEC)的鉴定方法。
2. 熟悉 PCR 检测 ETEC-LT、ST 基因的方法。

实验内容

【实验原理】

产毒性大肠埃希菌(ETEC)是发展中国家小儿腹泻的重要病原菌。由于其形态、

大小、染色、培养特性和生化反应与非致病性大肠埃希菌不易区别，检测比较困难。常用的 ETEC 肠毒素检测方法主要有兔肠袢结扎试验、乳鼠灌胃法、CHO 细胞培养法和 ELISA 法等，但这些方法费时，有的还需动物或组织培养条件，难以推广。

聚合酶链式反应（polymerase chain reaction，PCR）能在短时间内特异地大量扩增目的 DNA 片段，用于病原体及其毒素基因的检测具有简便、快速、特异的优点。目前国内外已建立了以两对引物进行 PCR 同时检测 ETEC-LT、ST 基因的方法，从而为临床提供了一种快速、敏感、特异地检测 ETEC 毒素基因的方法。

【实验材料】

1. 菌种 ETEC 和其他肠道菌标准菌株。

2. 腹泻小儿粪便经 MacConkey 平板初步生化反应分离大肠埃希菌，琼脂斜面保存备用。

3. 试剂：生理盐水、溶菌酶、10% SDS、Tris-HCl、苯酚、氯仿、无水乙醇、PCR 试剂（Taq-DNA 聚合酶、5×缓冲液、dNTP、引物）、石蜡油、溴酚蓝、甘油、溴乙锭、电泳缓冲液（TAE、TBE）。

4. 仪器：振荡器、台式高速离心机、微量移液器、离心管、PCR 仪、电泳仪、电泳槽、紫外透射仪。

【实验方法】

1. 引物设计：根据 ETEC-LT B 亚单位基因和 ST Ib 基因的核苷酸序列，设计合成两对引物（表 15-3）。

表 15-3　ETEC-LT B 亚单位和 ST Ib 基因 PCR 检测引物序列

引物	核苷酸序列（5'→3'）	预期产物大小/bp
LT_1	ATG AAT AAA GTA AAA TGT	391
LT_2	CTA GTT TTT CAT ACT GAT	
ST_1	ATG ATT TTT CTT TCT GTA TTG	217
ST_2	TTA ATA GCA CCC GGT ACA	

2. DNA 模板制备：取菌加裂解液（含溶菌酶、SDS、Tris-HCl、EDTA 等）快速抽提质粒 DNA，并用苯酚：氯仿、异戊醇抽提 1 次。取上清用无水乙醇沉淀后，再溶解于 TE 溶液备用。

3. PCR 扩增 ETEC-LT、ST 基因：在两个 PCR 反应体系中分别扩增 ETEC-LT 和 ETEC-ST 基因。反应总体积为 50 μL：模板 DNA 5.0 μL，5×缓冲液 10 μL，10×dNTP 5 μL，引物 1、2 各 1 μL，Taq-DNA 聚合酶 1 μL，其余用双蒸水补足。混匀后加 40 μL 石蜡油覆盖（以防循环过程中水分蒸发）。用 PCR 仪进行循环：95 ℃ 预变性 5 min；92 ℃，45 s（变性）；55 ℃ 45 s（退火）；72 ℃ 90 s（延伸），反复循环 35 次，最后 72 ℃ 5 min。

【实验结果】

取 PCR 扩增产物 15 μL 进行 1.5% 琼脂糖凝胶电泳（含溴乙锭 0.5 μL/mL），紫外线灯下观察，如在 391 bp 处见 DNA 产物带为 LT 阳性，在 217 bp 处见 DNA 产物带为 ST 阳性。每次电泳均设阳性和阴性对照。

四、病原性肠道杆菌的分离培养与鉴定

目的要求

熟悉临床标本中常见的病原性肠道杆菌的分离鉴定方法和鉴定程序。

实验内容

【实验原理】

对于临床疑似病原性肠道杆菌感染或者食物中毒的病例，可根据症状、病程等采集合适的临床标本，进行分离培养，从平板上挑取可疑致病菌菌落，进行纯培养和初步鉴定，最后通过菌落特征、生化反应、动力试验、血清学试验等结果对病原菌作出最终鉴定。

【实验材料】

1. 疑似病原性肠道杆菌感染患者的粪便、血标本、尿标本或呕吐物及可疑食物标本。

标本采集原则及注意事项：

（1）疑为伤寒、副伤寒患者视病程不同取不同的标本。在发病初期（第 1、2 周内）取血，病程第 2 周起取粪便和尿进行分离培养；必要时取骨髓穿刺液作细菌培养。

（2）疑似菌痢患者应在发病初期，服药前，取新鲜的脓血或黏液部分的粪便标本，液状粪便可挑取絮状物，置于无菌容器内及时送检。

（3）粪便标本如不能立即送检，可放入甘油缓冲盐水内，短期保存。无法取得粪便时，可采用肛拭法取材，即用无菌的特制取样玻管或灭菌棉拭经生理盐水或甘油缓冲盐水湿润后插入肛门内 4～5 cm 处，轻轻旋转 1 周取出。

（4）食物中毒及肠炎病例取粪便、呕吐物及可疑食物标本。

2. 胆汁肉汤培养基、伊红美蓝（EMB）平板、SS 平板、双糖铁琼脂培养基、半固体培养基。

3. 沙门菌或志贺菌多价诊断血清。

4. 生理盐水、小试管、1 mL 吸管等。

【实验方法】

（1）血液和骨髓穿刺液先增菌，粪便、肛拭材料、呕吐物等可直接划线接种于 EMB 及 SS 琼脂平板进行分离培养。必要时，同时接种适当的增菌培养基（如亚硒酸盐培养基、G-N 培养基等）进行增菌；37 ℃培养 16～20 h 后，转种至 EMB 或 SS 琼脂平板。

（2）从 EMB 或 SS 琼脂平板上挑取数个无色、半透明的可疑致病菌菌落，分别

接种于双糖铁培养基，进行纯分离及初步鉴定（表15-4）。

检查程序：

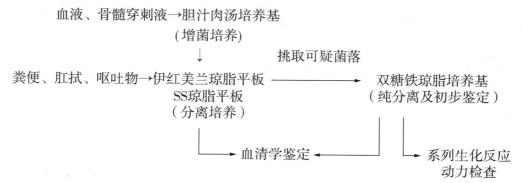

表15-4　双糖铁培养基上各种肠道杆菌的生长情况

斜面	底部	H₂S	初步鉴定
+	⊕	−	非病原菌
−	−	−	非病原菌
−	⊕	+/−	副伤寒沙门菌及其他沙门菌
−	+	+	伤寒沙门菌
−	+	−	痢疾志贺菌

（3）若 EMB 或 SS 琼脂平板上生长的可疑致病菌菌落较多，有时甚至为纯培养（如经过增菌后的血液标本或急性菌痢患者的粪便材料），可直接取可疑菌落与沙门菌或痢疾志贺菌多价诊断血清及因子血清作玻片凝集试验，阳性结果可作初步报告。

（4）根据双糖铁培养基初步鉴定结果，可选择可疑菌株进一步作系列生化反应（单糖发酵、靛基质、尿素酶及其他酶类的活性测定）及动力检查，并用相应的肠道杆菌诊断血清作玻片凝集试验进行细菌的种和型别鉴定。

（5）综合生化反应，血清学鉴定及动力等特征，作出最后鉴定并报告检查结果。

五、致病性肠道杆菌快速检测的荧光菌球试验

目的要求

熟悉荧光菌球试验的原理、方法及结果判断。

实验内容

【实验原理】

荧光菌球试验是一种新型的免疫荧光快速诊断技术，可用于检测粪便中肠道致病菌。其原理是在细菌培养物（胰蛋白胨水）中加入一定量的已知荧光抗体，然后接

种粪便标本，若粪便中有相应的病原菌存在时，抗体即与之发生凝集，但细菌并不死亡，仍能继续繁殖而集合成团，在荧光显微镜下呈现一团绒球样荧光，故称荧光菌球。以下介绍用福氏志贺菌进行示范性实验的方法。

【实验材料】

1. 福氏志贺菌12 h 液体培养物。
2. 抗福氏志贺菌荧光抗体（试验时用2%胰蛋白胨水作1∶50稀释）。
3. 2%胰蛋白胨水。
4. 无菌的毛细吸管、载玻片、盖玻片。
5. 垫有湿纱布的有盖搪瓷盘。
6. 荧光显微镜或简易的荧光装置（可用于普通光学显微镜检查）。

【实验方法】

1. 取洁净载玻片3张，分别编号为1、2、3。通过火焰烧灼灭菌，用无菌的毛细吸管在每张玻片上分别加2大滴含1∶50荧光抗体的胰蛋白胨水。
2. 用接种环取福氏志贺菌培养物一环加于第1滴蛋白胨水中，混匀，烧去种菌环上的余菌。
3. 待接种环冷却后，从第1滴蛋白胨水中取1环至第2滴内。如此连续稀释至第6滴。
4. 将载玻片置于垫有湿纱布的搪瓷盘内，放37 ℃温箱内培养9～18 h。
5. 取出后，加盖玻片，置荧光显微镜下观察结果。亦可用简易的荧光装置在普通光学显微镜下检查。

【实验结果】

在荧光显微镜下可见到绒球样发黄绿色明亮荧光的菌球。由于每滴培养液中接种细菌的数量不同，所形成的荧光菌球可有不同的大小，一般在1个视野中可见2～3个菌球为最好。

六、数字编码鉴定技术

目的要求

1. 熟悉数字编码鉴定技术的原理和临床意义。
2. 熟悉细菌数字编码鉴定技术操作和结果判断。

实验内容

【实验原理】

计算并比较数据库内每个细菌条目对系统中每个生化反应出现频率总和。计算单项总发生频率和多项总发生频率，得出鉴定百分率（%id），按鉴定百分率大小排序、查码，经查阅检索本或电脑软件将数字转化成细菌名称。

【实验材料】
1. 菌种：铜绿假单胞菌。
2. 培养基：8.5 g/L NaCl 溶液，AuX 培养基。
3. 试剂：鉴定试剂条 API 20 NE，硝酸盐还原试剂 Ⅰ 和 Ⅱ，锌粉，氧化酶试剂，石蜡油。
4. 其他：麦氏比浊管，编码本或电脑分析系统等。

【实验方法】
以鉴定非发酵菌铜绿假单胞菌为例：

1. 形态染色、氧化酶试验：将分离培养的菌落涂片、革兰氏染色、镜检，为革兰氏阴性小杆菌，氧化酶试验阳性。该步骤目的是对被测菌的初步鉴定，以选择合适的鉴定试剂条。

2. 制备细菌悬液：挑取平板上的单个菌落混悬于 2 mL 无菌的 8.5 g/L NaCl 溶液中，使菌液浓度达 0.5 麦氏比浊度（1.5×10^8 PFU/mL），也可用 ATB 系统配套电子比浊液调整菌液浓度。

3. 接种：无菌吸管吸取菌液加入试剂条第 1～8 孔中；另吸取 200 μL 菌液加入 AuX 培养液中，混匀后加入试剂条第 9～20 孔。接种体积按试剂条上试验孔的标记而定，试剂孔名称下无任何标记，加入细菌悬液至"半满"，即小管满而小杯空；试验孔名称下有一虚线"..."则加菌液至"平满"，即小管和小杯皆满；如试验孔名称下有一条横线"—"，表示加菌液半满后加液体石蜡油。

4. 试剂条置 35～37 ℃ 孵育 18～24 h 观察结果。观察方法有 4 种：自发反应可用肉眼观察颜色变化；有些试验需添加试剂后方可出现颜色变化；有些试验需在紫外灯下观察荧光；生化反应以有无细菌生长（浑浊）为阳性、阴性反应（表 15-5）。观察后判断"+"或"-"，并记录在报告单上。

表 15-5 API 20NE 反应判定

编号	试验名称	底物	反应/酶	结果	
				阴性	阳性
1	NO3	硝酸钾	还原成亚硝酸	加 NIT1 + NIT2/5 min	
				无色	红色
			还原成 N_2	加锌粉/5 min	
				红色	无色
2	TRP	色氨酸	吲哚产生	加 JAMES 试剂/立即	
				无色或浅绿黄色	红色
3	GLU	葡萄糖	产酸	蓝绿色	黄色
4	ADH	精氨酸	水解	黄色	橘黄/粉红/红色

续表 15-5

编号	试验名称	底物	反应/酶	结果 阴性	结果 阳性
5	URE	尿素	尿素酶	黄色	橘黄/粉红/红色
6	ESC	七叶树苷	水解（β-葡萄糖苷酶）	黄色	灰色/棕色/黑色
7	GEL	明胶	水解（蛋白酶）	不扩散	黑色扩散
8	PNPG	PNPG	β-半乳糖苷酶	无色	黄色
9	GLU	葡萄糖	同化	透明	混浊
10	ARA	阿拉伯糖	同化	透明	混浊
11	MNE	甘露糖	同化	透明	混浊
12	MAN	甘露醇	同化	透明	混浊
13	NAG	N-乙酰-葡糖胺	同化	透明	混浊
14	MAL	麦芽糖	同化	透明	混浊
15	GNT	葡糖酸盐	同化	透明	混浊
16	CAP	癸酸	同化	透明	混浊
17	ADI	己二酸盐	同化	透明	混浊
18	MLT	苹果酸盐	同化	透明	混浊
19	CIT	柠檬酸盐	同化	透明	混浊
20	PAC	苯乙酸	同化	透明	混浊
21	OX	四甲基-P-酚二胺	细胞色素氧化酶	无色	紫色

【实验结果】

结果解释的依据是鉴定百分率表、编码本和电脑软件。将反应结果直接与百分率核对为一种手段；另外可将生化反应的"+"或"-"结果按 3 个一组（1、2、4）得出一组 7 位数的数码 1354575（表 15-6），查阅编码本上与之相对应细菌条目（表 15-7）或电脑分析，最后鉴定为铜绿假单胞菌。

表 15-6 API 20 NE 反应板结果举例

实验名称	NO3	TRP	GLU	ADH	URE	ESC	GEL	PNPG	GLU	ARA	MNE	MAN	NAG	MAL	GNT	CAP	ADI	MLT	CIT	PAC	OX
结果	+	−	−	+	+	−	−	+	+	+	+	+	+	−	+	+	+	+	+	−	+
指数	1	2	4	1	2	4	1	2	4	1	2	4	1	2	4	1	2	4	1	2	4
总数	1			3				5				4			5			7			5

表 15-7　API 20 NE 编码检索表举例（适用于非发酵菌）

编码	菌名	评价	关键试验
1254575	铜绿假单胞菌	最佳的鉴定 % id = 99.9 T = 0.80	（ADH 80%） （URE 20%）
1350575	铜绿假单胞菌	最佳的鉴定 % id = 99.9 T = 0.78	（URE 20%） （MANa 84%）
1354475	铜绿假单胞菌	最佳的鉴定 % id = 99.9 T = 0.83	（URE 20%）
1354555	铜绿假单胞菌	最佳的鉴定 % id = 99.9 T = 0.82	（URE 20%） （ADIa 75%）
1354575	铜绿假单胞菌	最佳的鉴定 % id = 99.9 T = 0.90	（URE 20%）
1410114	腐败假单胞菌	最佳的鉴定 % id = 99.9 T = 0.84	（MLTa 90%）
1410154	腐败假单胞菌	最佳的鉴定 % id = 99.9 T = 1.00	
1410354	腐败假单胞菌	最佳的鉴定 % id = 99.9 T = 0.83	（MALa 9%）

【注意事项】

1. 不同试剂条要求不同的细菌浓度悬液，按照要求调整菌液浓度。

2. 生化试验接种菌液需注意接种后的液面，既不凸出也不凹陷，否则影响观察结果。

3. 菌液接种于试验孔中，必须避免气泡产生。

附

肠道杆菌常用培养基的配制方法

一、伊红美蓝琼脂培养基（简称 EMB）

1. 成分。

肉膏汤琼脂（pH 7.6）	100 mL
乳糖	1 g
2%伊红水溶液（灭菌）	2 mL
0.5%美蓝水溶液（灭菌）	1 mL

2. 制法。

在肉膏汤琼脂中加入乳糖，置水浴内加热溶化。待冷至 50 ℃ 左右，加入已灭菌的伊红及美蓝溶液，混合均匀。倾注入无菌平皿（每个平皿 12～15 mL），静置于水平台面，待琼脂凝固后备用。

3. 原理。

伊红美蓝琼脂培养基是分离肠道杆菌较常用的鉴别培养基之一。大肠埃希菌因分解乳糖产酸使 pH 降低，致使伊红与美蓝相结合成紫黑色或紫红色化合物，故菌落呈紫黑色或紫红色且有金属光泽。但在碱性环境中，伊红与美蓝不能结合。因此，不分解乳糖的病原性肠道杆菌的菌落为无色、半透明。伊红和美蓝除上述指示剂作用外，也能抑制其他革兰氏阳性细菌生长。

二、SS 琼脂培养基（Salmonella Shigella Agar）

1. 成分。

牛肉膏	5 g
蛋白胨	5 g
乳　糖	10 g
胆　盐	8.5 g
枸橼酸钠	8.5 g
硫代硫酸钠	8.5 g
琼　脂	20 g
枸橼酸铁	1 g
0.1%煌绿溶液	0.33 mL
0.1%中性红溶液	2.5 mL
蒸馏水	1000 mL

2. 原理。

培养基中肉膏、蛋白胨等为营养物；煌绿、胆盐、硫代硫酸钠、枸橼酸钠等抑制非病原菌生长，而胆盐能促进某些病原菌生长。因大肠埃希菌等能迅速分解乳糖产酸并与胆盐结合成胆酸，故形成中心混浊的粉红色菌落；病原菌不能分解乳糖，菌落呈透明无色，枸橼酸铁能指示硫化氢的产生，使菌落中心呈黑色。硫代硫酸钠有缓和胆盐对志贺菌及沙门菌的有害作用并中和煌绿和中性红染料的毒性作用，且能使大肠埃希菌的红色菌落颜色鲜明。

3. 用途：用于分离肠道致病菌。

SS琼脂培养基是分离沙门菌及志贺菌属的强选择性培养基，它对大肠埃希菌有较强的抑制作用，而对肠道病原菌则无明显抑制作用。因此，可以增加粪便等标本的接种量，从而提高病原菌的检出率，是目前公认比较满意的培养基。

附注：大肠埃希菌属细菌在此培养基虽不易生长，但亦不被杀灭，故挑选病原菌菌落时，应仅挑取菌落的中心部分，否则易将其四周的杂菌一并挑入，影响结果。

三、双糖铁培养基（Double Sugar Iron Medium）

1. 成分。

含酚红指示剂的 pH 7.6 的蛋白胨水	500 mL
琼脂（1.3%）	6.5 g
硫代硫酸钠（0.02%）	0.1 g
硫酸亚铁铵（0.02%）	0.1 g
乳糖（1%）	5 g
葡萄糖（0.1%）	0.5 g

2. 原理。

由于该培养基成分中葡萄糖的含量远少于乳糖，当细菌只分解葡萄糖而不分解乳糖（如肠道致病菌）时，只产生少量的酸，这时在上层培养基中的酸由于与空气中的氧作用生成 CO_2 和 H_2O，再加上蛋白胨代谢产物的作用使培养基略为变碱，此时由于酚红指示剂的作用而变红，而下层培养基由于不接触空气，即使少量葡萄糖分解也使培养基呈酸性，故下层为黄色。

当细菌既分解葡萄糖又分解乳糖（如大肠埃希菌）时，由于乳糖的含量多，产生大量的酸，培养基上下层均变黄色。如此时细菌既产酸又产气，还可将培养基向上推。

硫酸亚铁铵用以检查细菌分解蛋白质后是否产生硫化氢，如有硫化氢产生，则与培养基中的硫酸亚铁铵起化合作用而成黑色的硫化铁。硫代硫酸钠能起还原作用，防止硫化氢氧化而影响结果。

由于该培养基上下层均为固体，故无法鉴别细菌是否产生动力。

3. 用途：初步鉴别肠道杆菌。

根据细菌对乳糖、葡萄糖的发酵能力、有无硫化氢的产生，可初步鉴别细菌的类属。

实验十六
厌氧性细菌
（Anaerobic Bacteria）

目的要求

1. 了解常用的厌氧培养法。
2. 认识破伤风梭菌、产气荚膜梭菌及肉毒梭菌的形态及培养特点。
3. 观察破伤风梭菌和产气荚膜梭菌动物试验，以理解两菌的致病特点。
4. 了解无芽胞厌氧菌在临床感染中的重要意义，认识脆弱类杆菌的主要生物学特性。

实验内容

一、厌氧培养法

（一）庖肉（肉渣）培养法

【实验原理】

庖肉培养基的肉渣中的不饱和脂肪酸的氧化，消耗溶解于培养液中的氧，且组织中所含的还原性化合物，如谷胱甘肽（含 – SH 基）可使培养基的氧化还原电势下降，故生成厌氧环境。

【实验材料】

1. 破伤风梭菌、产气荚膜梭菌菌液。
2. 庖肉培养基、普通肉汤培养基。

【实验方法】

1. 将破伤风梭菌（或产气荚膜梭菌）菌液分别接种于 1 管庖肉培养基（cooked meat medium）及 1 管普通肉汤培养基中。
2. 放 37 ℃环境下培养 48～72 h 后观察有无生长，并作涂片染色检查。

（二）焦性没食子酸法

【实验原理】

焦性没食子酸与碱性溶液作用后，形成碱性没食子酸盐，在此过程中能吸收氧气而造成厌氧环境。

【实验材料】

1. 产气荚膜梭菌菌液。
2. 血平板、无菌玻璃板（12 cm×12 cm）、消毒小方纱布、焦性没食子酸、20% NaOH、毛细吸管、熔化石蜡。

【实验方法】

1. 产气荚膜梭菌菌液，划线接种于一血平板上，然后取无菌玻璃板，中央放一小块纱布，纱布上放 0.5 g 焦性没食子酸，用吸管加入 1 mL 20% NaOH，立即将接种的平板覆盖于其上，并迅速用熔化的石蜡封好平板与玻璃板之间的空隙，待封固后置 37 ℃温箱中孵育 48 h 观察结果（图 16-1）。

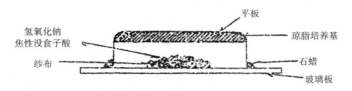

图 16-1　焦性没食子酸厌氧培养法示意

2. 取上述菌液接种于另一血平板上，在普通有氧环境下，置 37 ℃孵育 48 h，观察有无菌生长。

（三）厌氧袋法

【实验原理】

厌氧袋和厌氧罐法是在密闭的容器中，通过放置产气管或产气袋，产气袋内的硼氢化钾（钠）和水反应生成氢气，在催化剂的作用下氢气和氧气反应生成水，从而除去氧气，另外柠檬酸和碳酸氢钠反应生成柠檬酸钠、二氧化碳和水，提供厌氧环境。反应式如下：

$C_6H_8O_7 + 3\ NaHCO_3 \rightarrow Na(C_6H_5O_7) + 3\ H_2O + 3\ CO_2$

$NaBH + 2\ H_2O \rightarrow NaBO_2 + 4\ H_2$

催化剂（钯）可催化 H_2 和袋内的 O_2 生成 H_2O，从而耗尽袋内的 O_2，由此造成厌氧环境。

【实验材料】

1. 破伤风梭菌、产气荚膜梭菌菌液。
2. 厌氧袋（罐）、血平板、产气管（袋）、美蓝指示剂、钯粒。

【实验方法】

1. 将接种细菌的血平板以及产气管、指示剂、催化剂一并放入塑料袋内，并用大铁夹将塑料袋夹紧密封，以防漏氧（如图 16-2）。

2. 将产气管内的安瓿自尖端弄破，随后即有一定量的 CO_2 和 H_2 产生（大多数厌氧菌的生长还需有一定量的 CO_2）。

3. 产气管弄破 30 min 后将指示剂（美白）安瓿弄破，如美白（无色）不变成美蓝（蓝色），则指示袋内已成厌氧环境（厌氧环境的另一指标是袋内产生多量小水珠）。

4. 将上述厌氧袋置 37 ℃温箱孵育 48 h 观察结果。

注：造成厌氧环境取决于三个因素：①塑料袋密封；②产生足量的 H_2；③钯的

活性正常。

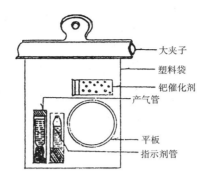

图 16-2 厌氧袋厌氧培养法示意

（四）厌氧箱培养法

厌氧培养箱由厌氧环境操作箱、恒温培养箱、高度真空传递箱、气路控制系统、箱架、瓶架等部分组成。培养箱温度能自行调节、控制，气路安排合理能任意输入所需气体和准确调节流量。箱内备有紫外灯可消毒操作室内空气。各种型号的厌氧培养箱操作基本相同，现以美国 Forma 公司的 1024 型厌氧培养系统为例介绍如下：

1. 关闭内门后开启外侧门，将培养基及标本等物品放入传递箱内，随即关上外门。

2. 按下循环起始钮（cycle start button），真空泵即开始自动排气减压充入 N_2，重复 2 次。

3. 通过手套箱打开内门，混合气体即流入传递箱，直至箱内压力和大气压相等。

4. 当厌氧状态指示灯（anaerobic status light）亮时，将培养物移入操作箱内，关闭内门。

5. 在厌氧环境操作箱内，将标本接种于培养基上，送入恒温箱中培养。手套箱中的混合气体直接供给，通过该箱中的钯催化剂可以去除剩余的氧，以达到高度的厌氧状态。在厌氧培养中，使用的钯催化剂经 160 ℃ 干烤 2 h 后，又可恢复其活力，但不宜重复复苏。

二、厌氧芽胞梭菌形态、培养及动物试验

1. 观察镜下破伤风梭菌、肉毒梭菌的革兰氏染色形态及产气荚膜梭菌的荚膜染色形态。

2. 观察破伤风梭菌、产气荚膜梭菌在疱肉培养基中的生长特点和在血平板的菌落特点。

3. 观察产气荚膜梭菌在牛乳培养基（milk medium）和在 10% 卵黄琼脂平板（卵磷脂培养基，lecitbin medium）上的生长状态。

产气荚膜梭菌强烈发酵牛乳，使牛乳凝固，析出乳清。凝固的牛乳又被气体穿破

呈海绵状,甚至将覆盖层之凡士林推至管口,称之为汹涌发酵。

产气荚膜梭菌在10%卵黄琼脂平板上,因能产生α毒素(卵磷脂酶),能分解培养基中卵黄的卵磷脂,故菌落周围的培养基出现不透明的乳浊环(白圈)。

4. 产气荚膜梭菌的动物试验:

取0.5 mL产气荚膜梭菌培养物,自尾静脉注射于小白鼠,10 min后将其杀死,放37 ℃温箱中5～8 h,取出可见小白鼠尸体气肿现象,尸体剖检可见肌肉坏死,肝脏呈泥状,并有特有的腐败臭味。取其肝脏作涂片,染色镜检,可见具有荚膜的产气荚膜梭菌。

三、无芽胞厌氧菌

【实验原理】

临床上最常见的无芽胞厌氧菌为革兰氏阴性杆菌,后者主要包括类杆菌属(*Bacteroids*)和梭形杆菌属(*Fusobacterium*),其中类杆菌属占85～90%,梭形杆菌属占10～15%,在类杆菌属中又以脆弱类杆菌(*B. Fragilis*)占绝大多数(70～80%)。对于这些无芽胞厌氧菌,一般根据其菌落与菌体形态、药敏试验,以及生化特性即可作出初步鉴定。

【实验材料】

脆弱类杆菌,厌氧血平板,脆弱类杆菌革兰氏染色片,药敏纸片,类杆菌及生化反应管。

【实验方法】

1. 观察脆弱类杆菌在厌氧血平板(见附)上经培养48 h后菌落形态。
2. 观察镜下脆弱类杆菌的革兰氏染色形态。
3. 脆弱类杆菌的药敏试验(纸片法):观察其药敏类型,测量及记录抑菌环大小。
4. 观察类杆菌的生化反应特性。

【实验结果】

1. 脆弱类杆菌菌落形态:菌落大小为1～3 mm,圆形,稍突起,边缘整齐,半透明,一般不溶血。
2. 染色形态:革兰氏阴性杆菌,短小,两端圆,菌体可有空泡,有时呈多形性。
3. 药敏试验:菌环<10 mm为耐药,≥10 mm为敏感。
4. 生化反应:对葡萄糖、乳糖、麦芽糖、蔗糖均发酵产酸,不发酵甘露醇、鼠李糖,能水解七叶苷产生黑色沉淀,不产生靛基质,不还原硝酸盐,不液化明胶,触酶试验阳性,20%胆汁培养基可刺激生长。

附

厌氧菌培养血平板的配制方法

1. 成分。

胰蛋白胨	15 g
氯化钠	5 g
琼脂	20 g
酵母浸膏	5 mg
氯化血红素	5 mg
维生素 K1	10 mg
L-胱氨酸	400 mg
蒸馏水	1 000 mL
羊血	50 mL

2. 制法。

（1）将以上成分（除羊血、氯化血红素及 L-胱氨酸）加热溶化，调整 pH 至 7.5，15 磅高压灭菌 15 min，于水浴中冷却至 48～50 ℃，加无菌羊血后分装。

（2）以 5 mL 1 mol/L NaOH 将氯化血红素及 L-胱氨酸溶解，然后加入上述已加热溶化的混合成分中。

实验十七

分枝杆菌
（**Mycobacterium**）

目的要求

1. 掌握抗酸染色法（常用 Ziehl-Neelsen 二氏法）。
2. 认识结核分枝杆菌的培养特性。
3. 熟悉结核分枝杆菌、麻风分枝杆菌的形态特点。

实验内容

一、抗酸染色法

【实验原理】

本菌属细菌为细长的杆菌，有分枝生长趋势，一般不易着色，经加温或延长时间才能着色，一旦着色后，能抵抗盐酸酒精的脱色作用，故又称抗酸杆菌。本菌属对人类有致病性的主要有结核分枝杆菌和麻风分枝杆菌。

本实验对人痰标本进行抗酸染色检查，并观察结核分枝杆菌抗酸染色的形态特点。

【实验材料】

1. 结核患者痰液。
2. 染色液：石炭酸复红、3%盐酸酒精及吕氏美蓝。
3. 干净玻片。

【实验方法】

1. 涂片的制备：取患者清晨咳出的痰液，用棉拭子小心沾取痰液少许作涂片。涂片自然干燥后，通过火焰固定，然后进行染色。
2. 染色方法：

（1）涂片平放于染色缸上方的支架上（注意要放平以免染色液倾泻），滴加石炭酸复红液（须加稍多量）。

（2）用酒精灯在玻片下加温，至微有蒸汽冒出时移去酒精灯，到蒸汽减少时，再加温，如此继续 5 min（但注意不可将染料煮沸或煮干），用水冲洗。

（3）以 3%盐酸酒精充分脱色，随即用水冲洗。

（4）再用吕氏美蓝染色 1 min，用水冲洗，待干，在油镜下检查。

【实验结果】

抗酸菌染成红色，非抗酸菌染成蓝色。

二、结核分枝杆菌菌落的观察

结核分枝杆菌培养于土路豆（Trudeau）培养基（见附）上的菌落呈干燥颗粒状。乳白色或米黄色，形似椰菜花样。注意接种日期。

三、麻风分枝杆菌形态观察

直接涂片是麻风分枝杆菌细菌学检查方法之一，自患处刮取组织液标本或自患者鼻部取分泌物标本，涂片做抗酸染色。观察镜下麻风分枝杆菌的抗酸染色形态特征，注意其排列的情况。

附

分枝杆菌抗酸染色法及培养基配制方法

一、抗酸染色的染液配制

1. 石炭酸复红液：

碱性复红酒精饱和溶液	10 mL
5%石炭酸	90 mL

2. 3%盐酸酒精：

浓盐酸	3 mL
95%酒精	97 mL

3. 吕氏美蓝液：

美蓝酒精饱和溶液	30 mL
氢氧化钾（1∶10 000）	100 mL

二、结核患者痰涂片抗酸染色——厚片法

1. 本法特点：制作涂片时较普通涂片厚 3～4 倍，染色时，用亚硫酸钠溶液代替美蓝，染色 3～5 min，其余方法与一般抗酸法相同。本法优点为检出阳性率高。

2. 亚硫酸钠溶液配制：

5%无水亚硫酸钠	400 mL
95%酒精	100 mL

三、土路豆（Trudeau）培养基

1. 成分：

马铃薯甘油浸液	330 mL
卵黄	300 mL

卵白   30 mL
1%孔雀绿水溶液   13 mL

2. 制法：

（1）将马铃薯洗净去皮，称取 100 g，绞碎后加入 8%甘油水溶液 500 mL，置高压蒸汽 15 磅 30 min 灭菌，取出后滤出其上层马铃薯甘油浸出液 330 mL 供用。

（2）用肥皂洗净鸡蛋外壳，浸泡于 75%酒精中 30 min，取出用无菌镊子打开蛋壳，将蛋黄和蛋白分开，分盛于无菌玻璃瓶内，振荡摇匀。取蛋黄 300 mL、蛋白 30 mL，加于上述马铃薯甘油浸液 330 mL 内。

（3）摇匀，再加入 1%孔雀绿水溶液 13 mL，再行混合，用无菌纱布过滤，分装于试管中，置血清凝固器内加热使凝固成斜面，然后用间歇灭菌法灭菌。

实验十八

白喉棒状杆菌

（Corynebacterium Diphtheriae）

目的要求

1. 熟悉白喉棒状杆菌的形态染色特点及其染色方法。
2. 认识白喉棒状杆菌的培养特点及毒力试验方法。

实验内容

一、观察白喉棒状杆菌及类白喉棒状杆菌的形态

用美蓝染色时，菌体着色不均匀，常呈现着染较深的颗粒。奈瑟染色时，可见菌体有染成黑色的异染颗粒，菌体呈黄褐色。

二、白喉棒状杆菌涂片染色检查

取培养于白施恩鸡蛋培养基（Pai's egg medium）或吕氏血清培养基（Loeffler's serum medium）的白喉棒状杆菌作奈瑟染色。观察染色后显微镜下的形态特点。（奈瑟染色法见附）

（注：白施恩为原中山医科大学微生物学教研室已故教授。）

三、观察白喉棒状杆菌菌落形态

观察白喉棒状杆菌在血碲盐琼脂平板（blood tellurite medium）上的菌落特点。

四、毒力试验——平板毒力试验法

【实验原理】
本试验是利用毒素与抗毒素在琼脂内扩散相遇而形成沉淀的原理。根据实验证明，认为其结果与动物毒力试验一致，但较动物试验简便易行。

【实验材料】
1. 磷酸盐蛋白胨水琼脂培养基（见附）。
2. 白喉棒状杆菌 24 h 培养物。
3. 灭菌小圆滤纸（直径 6 mm）。
4. 白喉抗毒素（1 000 u/mL）。
5. 无菌小镊子。

【实验方法】
1. 取磷酸盐蛋白胨琼脂加热溶解，待冷却至50 ℃，倾注成平板。
2. 待凝固后，放入37 ℃温箱45 min使培养基表面干燥。
3. 用小镊子取小圆滤纸蘸于白喉抗毒素中（注意取出时滤纸上剩余液体应使流去），然后将蘸有抗毒素的小圆滤纸置于平板上（图18-1）。

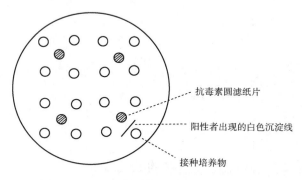

图18-1　白喉棒状杆菌平板毒力试验示意

4. 于距离小圆滤纸边缘约6 mm处，接种白喉棒状杆菌培养物，接种面积约等于小圆滤纸的大小（接种菌量宜多）。
5. 37 ℃孵育24～48 h，观察结果。

【实验结果】
阳性者于小圆滤纸与培养物之间出现一白色沉淀线。

附

白喉棒状杆菌奈瑟染色法及培养基配制方法

一、奈瑟染色法

1. 染液成分：
第一液：
美蓝   0.1 g
冰醋酸   5.0 mL
95%酒精   2.0 mL
蒸馏水   95 mL
第二液：
俾士麦褐   0.5 g
蒸馏水   100 mL

2. 染色方法：

（1）用奈瑟第一液染 3 min。

（2）水洗，以奈瑟第二液染色 1 min，水洗，镜检。

二、磷酸盐蛋白胨水琼脂培养基

1. 成分。

（1）马丁（Martin）蛋白胨水

猪胃组织	250～300 g
1%纯盐酸水	1 000 mL

混合，置 37 ℃经 24 h，待猪胃消化后过滤，取其上清液校正 pH 8.0～8.2。

（2）4%磷酸盐琼脂

磷酸氢二钠（Na_2HPO_4）	7.125 g
磷酸二氢钾（KH_2PO4）	3.75 g
琼脂	40 g
蒸馏水	1 000 mL

2. 配制方法。

（1）将 4%磷酸盐琼脂各种成分混合摇匀，并加热使琼脂溶化，用纱布过滤。

（2）将马丁蛋白胨水 50 mL 加入 4%磷酸盐琼脂 50 mL（pH 7.8～8.0）并加麦芽糖 0.3 g、醋酸钠 0.5 g。

（3）用纱布过滤，分装每管 11 mL，高压灭菌 15 磅 30 min，取出冷却至 50 ℃，倾注入平皿中即成。

实验十九

支原体和衣原体
（Mycoplasma and Chlamydia）

一、支原体

目的要求

1. 掌握肺炎支原体在固体平板上生长的菌落特征及在液体培养基中的生长情况。
2. 了解解脲脲原体在固体平板上生长的菌落特征及在液体培养基中的生长情况。

实验内容

【实验原理】

支原体是归属于柔膜体纲的一种微生物，是目前已知能在人工培养基中生长繁殖的最小的原核细胞型微生物。由于它体积微小，且缺乏细胞壁，普通染色后镜下不易见到单个支原体，电镜可见具有典型的多形性。经人工培养后，用低倍镜观察固体平皿表面，可见到支原体生长成微小的单个菌落，呈桑葚状、杨梅状、煎蛋状菌落，直径一般为0.1～1 mm。不同种的支原体菌落不同。典型的油煎蛋样菌落特征是菌落中心部分长入培养基中，且较致密，周围环绕扁平、透明的边缘区。

肺炎支原体新分离时呈杨梅状或桑葚状菌落，经多次传代后，菌落为典型煎蛋状。解脲脲原体是非淋菌性尿道炎的主要病原体（约占60%），菌落微小（称为T株或T支原体），产生尿素酶，是唯一可分解尿素的支原体，呈油煎蛋样菌落。

【实验材料】

1. 接种肺炎支原体的Hayflick平板（培养于37 ℃ 5～7天）。
2. 支原体固体培养平皿、液体培养基（配方见附）、载玻片、毛吸管、烧杯、三脚架、石棉板、酒精灯、眼科手术刀、显微镜、镊子。

【实验方法】

1. 肺炎支原体菌落观察：取上述平皿，倒置于显微镜镜台上，用低倍镜观察。
2. 观察肺炎支原体在液体培养基中生长特征。
3. 肺炎支原体菌落染色：

（1）用低倍镜观察已接种肺炎支原体平皿上的菌落，再用眼科手术刀切下带菌落的琼脂块。

（2）将长菌落的一面复贴于清洁无油的载玻片上（不要移动）。

（3）用镊子夹住载玻片的一端，将载玻片放入80～85 ℃的热水中，并轻轻抖动玻片，见琼脂发白，溶解脱落后取出玻片。

（4）用毛吸管吸清洁沸水冲洗玻片数次（至玻片上无琼脂即可）。

（5）自然干燥，用 Wayson 染色法染色 15～30 s，用水洗净。

4. 解脲脲原体的菌落观察：

解脲脲原体接种于鉴别琼脂培养基上，37 ℃培养于有 95% N_2 和 5% CO_2 的环境，1～2 天后，观察结果。

5. 解脲脲原体在液体培养基中的生长特征：

在液体培养基中接种解脲脲原体后，于 37 ℃、含 95% N_2 和 5% CO_2 环境中培养，观察结果。

【实验结果】

1. 见典型油煎蛋状菌落。

2. 接种肺炎支原体的液体培养基，当培养基由橙红色变为黄色时，表明肺炎支原体已生长，管壁除可见黏附的小球状集落外，液体培养基底部还可见絮状沉淀（微弱）。

3. 菌落呈蓝紫色。

4. 可见典型"油煎蛋"样菌落，呈深棕色或棕黑色。

5. 如有解脲脲原体生长，可分解尿素，液体培养基呈紫红色。

附

支原体培养基的配制方法

一、Hayflick 培养基

1. 固体培养基。

牛心消化液（或浸出液）	1 000 mL
蛋白胨	10 g
氯化钠	5 g
琼脂粉	14 g

调整 pH 为 7.8～8.0，分装，121 ℃灭菌 15 min。备用。

用前溶解琼脂基础培养基，冷却至 80 ℃±，每 70 mL 加入马血清（不灭活）20 mL，25% 鲜酵母浸出液 10 mL，1% 醋酸铊 2.5 mL，青霉素 G 钾溶液（20×10^5 u/mL）0.5 mL，混合后倾注平皿，每 100 mL 倒 8 只平皿（直径 9 cm）。

2. 液体培养基：上述培养基不加琼脂，再加入无菌葡萄糖（20%）5 mL，酚红水溶液终浓度 0.002%。

二、尿素培养基

1. 液体培养基：牛心汤，10% 马血清，10% 酵母浸液，0.05% 尿素，0.002% 酚红指示剂,青霉素 10^4 u/mL,pH 5.5～6.0。

2. 固体培养基:同上述液体培养基成分,加 1.4% 琼脂。

二、沙眼衣原体形态

目的要求

观察沙眼衣原体的基本形态。

实验内容

【实验原理】

沙眼衣原体是沙眼的病原体,其体积大小为 250～1 200 nm,严格的细胞内寄生,含有两种核酸,具有黏肽所组成的细胞壁且含胞壁酸,二分裂繁殖并具有独特的发育周期,含有核糖体及复杂的酶系统,对多种抗生素敏感。在 5～8 天胚龄的鸡胚卵黄囊中繁殖,可见原体和始体。

原体在细胞外,具有高度传染性,姬姆萨(Giemsa)染色呈红色。原体侵入或被吞噬到上皮细胞内,开始增大成为始体,始体在细胞内,颗粒较大,为纤细的网状体,是繁殖型,姬姆萨染色呈深蓝色或暗紫色。始体在上皮细胞内进而发育成为散在型包涵体,继而发育成帽型、桑葚型及填塞型包涵体。

【实验材料】

沙眼衣原体的包涵体示教片。

【实验方法】

本次实验观察经衣原体感染的卵黄囊涂片,用姬姆萨染色。另外,急性期沙眼及包涵体结膜炎可自眼穹窿及睑结膜处刮片取材,涂片后用姬姆萨染色镜检。

【实验结果】

原体:呈红色点状,散在细胞外。

始体:呈深蓝色或暗紫色,在细胞内,颗粒比原体大,为纤维网状体,始体多在上皮细胞内近核处发育成上述各型包涵体。

三、泌尿生殖道沙眼衣原体感染的实验室诊断

(一)组织培养法分离沙眼衣原体

目的要求

了解组织培养法分离沙眼衣原体的方法。

实验内容

【实验原理】

沙眼衣原体可通过性传播引起非淋菌性泌尿生殖道感染,严格的细胞内寄生,二

分裂并具有独特的生活周期，在易感细胞内增殖后的网状体和子代原体及空泡形成包涵体。

【实验材料】

1. 标本：装于传送培养基中的宫颈棉拭子。
2. 细胞及培养用品：McCoy 细胞、培养瓶、RPMI 1640 培养液、胰酶、24 孔培养板、放线菌酮、Hank's 液。
3. 染色液：碘染液、Giemsa 染液、甲醇。
3. 其他：离心管、小试管、毛细吸管、盖玻片等。

【实验方法】

1. 标本的采集和处理。

用高压灭菌的自制细头棉签插入患者（妇女）宫颈 2～3 cm，用力旋转 5～10 s。取出棉签，注意不要与阴道壁接触。立即放入含有 1 mL 传送培养基（配法见附）的小试管中。小试管用冰壶带回实验室。每支小试管中放入两颗无菌小玻璃珠，在振荡器上猛烈振荡 10 s。将液体部分吸入 1.5 mL 塑料小离心管，做好标记，置 -80 ℃ 冰箱保存，待检。

2. 标本接种。

（1）预先使 McCoy 细胞在培养瓶中生长成致密单层。

（2）用 0.25% 胰酶（配方见附）消化 1～3 min，倾去胰酶。若细胞脱落太多，则加入 5 mL 培养液，离心后倾去上清（800 r/min×5 min）。

（3）加适量 RPMI 1640 培养液（配方见附），一般加 3～4 mL，用毛细吸管吹打消化后或离心后的 McCoy 细胞使其成均匀的细胞悬液。

（4）计数细胞，配成最终浓度为 $0.2×10^6$/mL 的细胞悬液。

（5）在预先放入 12 个圆形盖玻片（直径 12 mm）的 24 孔板中，每孔接种 1 mL 上述细胞悬液。

（6）此 24 孔板置 37 ℃，5% CO_2 温箱中培养 24 h，使孔中细胞长成致密单层细胞。

（7）吸出每孔上清，每孔加入标本液 0.3 mL。每份标本加两个孔，一孔有圆形盖玻片，用于碘染色或 Giemsa 染色。另一孔无盖玻片，作继续传代用。每孔再加入等量的 RPMI 1640 培养液。

（8）整块板在室温中以 2 400 r/min（1 800 g）离心 1 h。

（9）取出置 37 ℃，5% CO_2 温箱中 2 h。

（10）吸去上清，每孔加入含 1 μg/mL 放线菌酮（Cycloheximide）的新鲜 RPMI 1640 培养液 1 mL。

（11）置 37 ℃，5% CO_2 温箱中培养 48 h。

（12）吸去含盖玻片孔的上清。小心取出盖玻片，用 Hank's 液洗 2 次，风干。用无水甲醇固定 5 min，风干。另一孔中用毛细吸管吹打，使细胞脱落。如不马上接种另一块板，可用塑料小离心管保存于 -80 ℃。

3. 染色和检查。

（1）碘染色：碘染母液（配法见附）用双蒸水 1∶5 稀释后加 2 滴于圆形盖玻片上，加盖一大盖玻片。30 s 后置普通光学显微镜下检查细胞内包涵体。

（2）Giemsa 染色：上述碘染的圆形盖玻片经无水甲醇脱色后，用 Giemsa 染液染 2～3 h。风干置普通显微镜下检查细胞内包涵体并可永久保存。

【实验结果】

1. 碘染片上可见细胞被染成黄色，包涵体被染成棕红色，位于细胞浆内。细胞核有较多皱褶，有时被挤至一旁。

2. Giemsa 染色片上细胞浆可被染成蓝色，胞核呈红色。包涵体内可见较多颗粒，有红、蓝之分。红色为原体，蓝色为始体。

附

检测沙眼衣原体所用溶液的配制方法

1. RPMI 1640 medium 的配制：

RPMI1640（GIBC0）	10.1 g
小牛血清	100 mL
5% 碳酸氢钠	40 mL
1 mol/L Hepes	10 mL
庆大霉素	1×10^4 μg
灭菌双蒸水	1 000 mL

过滤，4 ℃冰箱保存。

2. 含 1 μg/mL 放线菌酮 RPMI 1640 营养液的配制：在上述 RPMI 1640 medium 中加入 1 μg/mL 的放线菌酮。

3. 传送培养基的配制：

199 medium	1 g
小牛血清	10 mL
山梨醇	10 g
链霉素	2×10^4 μg
二性霉素	500 μg
庆大霉素	1 000 μg
双蒸水	100 mL

传送培养基分装小试管，每管 1 mL。封紧，4 ℃冰箱保存。

4. 碘染母液的配制：

碘晶体粉末	5 g
碘化钾	10 g

双蒸水   100 mL

将碘化钾先溶于双蒸水中，然后慢慢加入碘粉，直至溶解。过滤，封紧瓶口，4 ℃冰箱保存。用时以 1∶5 稀释。

5. Giemsa 染色液的配制：

Giemsa 染粉   0.5 g
甘油   33 mL
无水甲醇   33 mL

0.5 g Giemsa 粉末溶于预热至 55～60 ℃的甘油 33 mL 中 1～1.5 h。然后加入 33 mL 无水甲醇（不含丙酮），充分混匀。在室温中使其沉淀并保存。用时以 1 份以上的保存液加 40～50 份的蒸馏水稀释。染色时间 1 h，然后用 95% 酒精洗脱。

6. 0.5% 胰酶配制：

胰酶   0.5 g
Hank's 液   100 mL

称取胰酶 0.5 g，放入乳钵内研磨，加少许 Hank's 液再研磨，用 Hank's 液洗脱放无菌三角瓶内，置 37 ℃水浴箱溶解 2 h。然后，用无菌滤器过滤，分装。

用时稀释 1 倍即为 0.25% 胰酶。

（二）沙眼衣原体抗体检查——免疫过氧化物酶法

目的要求

了解血清中沙眼衣原体 IgG、IgA 抗体的检测方法。

实验内容

【实验原理】

诊断衣原体感染的血清学试验近年来发展很快。微量免疫荧光法（microimmunoforescence，MIF）和 ELISA 法检测血清中的沙眼衣原体 IgG、IgA、IgM 抗体，其特异性及敏感性均高。但这些方法使用的抗原制备较困难，推广应用受到限制。1983 年，Cevenini 等首先应用与各血清型沙眼衣原体有广泛交叉反应的沙眼衣原体 L_2 作抗原，发展了免疫过氧化物酶法（immunoperoxidase assay）检测血清中的沙眼衣原体 IgG 抗体，其特异性和敏感性均较高，而且不需要提纯制备抗原，因此有较高推广应用价值。最近我们根据国内实验条件，建立了这一方法，并检测了部分健康女性及慢性宫颈炎患者及性病门诊女性患者血清中沙眼衣原体 IgG、IgA 抗体。结果表明该方法特异性和敏感性均较好，且操作简便、快速，值得推广应用。

【实验材料】

1. 沙眼衣原体抗原靶细胞涂片：用 L_2 株感染 48 h 的 McCoy 细胞作抗原靶细胞。细胞培养液用 RPMI 1640，含 10% 小牛血清，1 μg/mL 庆大霉素。待细胞长成片后，感染 L_2 株。感染维持液用 RPMI 1640，含 5% 小牛血清，10 μg/mL 庆大霉素，1 μg/

放线菌酮（cycloheximide）。倒置显微镜下见60～80%的细胞浆内有明显包涵体形成（感染后42～48 h），用0.25%胰酶消化收获细胞。0.01 mol/L pH 7.4 PBS洗涤2次，加0.1%甲醛。作适当稀释后涂布于印制有小圆孔的载玻片孔内，室温吹干，于4℃丙酮固定10 min，密封存放于4℃备用。

2. 辣根过氧化物酶标记葡萄球菌蛋白A，工作浓度1∶40。

3. 辣根过氧化物酶标记羊抗人IgA，工作浓度1∶40。

4. 底物溶液：3,3'-二氨基联苯胺盐酸盐75 mg，溶解于0.05 mol/L pH 7.6 Tris-HCl缓冲液100 mL，室温搅拌3 h，用前过滤，加3%过氧化氢0.1 mL，混匀，避光使用。

5. 0.01 mol/L pH 7.4 PBS缓冲液：$Na_2HPO_4·12H_2O$ 14.4 g，$NaH_2PO_4·2H_2O$ 1.5 g，NaCl 2.5 g，用蒸馏水溶解并稀释至500 mL，用时10倍稀释。

6. 0.05 mol/L pH 7.6 Tris-HCl缓冲液：三羟甲基氨基甲烷3 g，浓盐酸1.7 mL，加蒸馏水至500 mL。

【实验方法】

1. 取冷存的细胞涂片，置室温吹干，去除水汽。

2. 用0.01 mol/L pH 7.4 PBS将受检血清作1∶5、1∶10、1∶20、1∶40、1∶80、1∶160稀释。将各稀释度血清涂加至细胞涂片小孔内，勿使液体溢出。同块玻片上作阳性血清、PBS对照。

3. 置37℃湿盒中作用30 min，用同一PBS浸洗3次，每次5 min，末次浸洗后在室温中吹干。

4. 滴加酶标SPA（检测IgG）或酶标抗IgA于各小孔内，37℃湿盒中作用60 min，同法采用PBS浸洗3次。

5. 将新鲜配制的底物溶液滴加在整个涂片上，避光作用10 min后，倾去底物溶液，自来水冲洗残余物，吸水纸印干，50%甘油封片，高倍镜下观察结果。

【实验结果】

1. 阴性细胞：细胞不着色。

2. 阳性细胞：细胞浆显示不同程度棕红色包涵体。在阳性细胞周围有不着色的阴性细胞。

3. 血清效价：以出现阳性细胞的最高血清稀释度为该血清的效价。

【注意事项】

1. 阳性细胞必须具有一定细胞形态，仅细胞浆中包涵体着色，其他部分不着色。

2. 每次检测要做阳性血清对照和单用PBS的对照。

实验二十
立克次体
（Rickettsia）

目的要求

观察恙虫病东方体的形态。

实验内容

【实验原理】

立克次体是一类以节肢动物为传播媒介或储存宿主、严格细胞内寄生的革兰氏阴性细菌，形态多样，多数是人兽共患病的病原体，在人类常引起发热出疹性疾病，对多种抗生素敏感。

【实验材料】

恙虫病东方体形态示教片。

【实验方法】

本次试验观察显微镜下恙虫病东方体感染的小白鼠腹水涂片，姬姆萨（Giemsa）染色。

【实验结果】

标本可见完整或破碎细胞，细胞核呈紫色或紫红色，细胞浆呈浅蓝色，在大单核细胞胞浆内可见大量染成紫蓝色球杆状立克次体，两端常浓染，并成堆密集在细胞核旁。

实验二十一 病原性螺旋体
(Pathogenic Spirochaetes)

螺旋体是介于细菌与原虫之间的一类细长、具有轴丝、弯曲呈螺旋状的运动活泼的原核细胞型微生物。螺旋体多数为非致病菌，对人类致病的主要有钩端螺旋体、梅毒螺旋体、回归热疏螺旋体、伯氏疏螺旋体以及机会致病的奋森疏螺旋体。除钩端螺旋体能人工培养外，其他致病性螺旋体多不易人工培养，所以临床上作螺旋体的微生物学检查时，多采集适当标本作直接镜检，亦可作血清学试验。

一、观察钩端螺旋体、梅毒螺旋体、回归热疏螺旋体染色标本

目的要求

熟悉钩端螺旋体、梅毒螺旋体、回归热疏螺旋体染色标本的形态特征。

实验内容

【实验材料】
1. 钩端螺旋体涂片镀银染色标本。
2. 梅毒螺旋体病理组织切片镀银染色标本。
3. 回归热患者血液中的回归热疏螺旋体 Wright 染色标本。

【实验方法】
油镜下观察，记录结果。

二、钩端螺旋体暗视野显微镜检查

目的要求

了解暗视野显微镜检查的原理，熟悉钩端螺旋体的形态及运动特点。

实验内容

【实验原理】
用暗视野集光器，使光线自周围斜射入视野中，由于无直射光线进入视野，如接物镜下无微粒则暗无所见，在检查标本时，因标本中有微粒（微生物），光线通过时发生折射而发光，可在暗视野中显出（光线反射如图 21-1）。

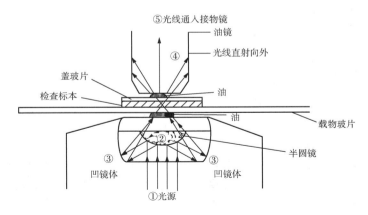

图 21-1 暗视野显微镜的原理示意

说明：由光源①射来投在半圆镜上②；被反射至凹镜体③；再反射经载物玻片至被检物中。如标本无微粒，则暗视野无所见，光线直射向外④；如有微粒则光线受阻，折射而上通入接物镜⑤。

【实验方法】

1. 将待检材料（钩端螺旋体培养液）置于载物玻片上，加以盖玻片，如需长时间检查，应用凡士林（或石蜡）将盖玻片周围封固，以防液体蒸发。

2. 在显微镜上装置暗视野集光器，调节集光器的高度，转动反光镜，使来自射灯的光线投入集光器中（此时可在原来是黑暗的集光器中央看到微弱的光线），在集光器上先加1滴镜油，然后将标本玻片放于其上，慎勿发生气泡，以减少光线的分散与折射。此时可用高倍镜检查，如用油镜检查时，则于油镜与盖玻片之间需加镜油。

【实验结果】

在黑暗的视野中，可以看到发亮的并且运动活泼的钩端螺旋体。

三、梅毒螺旋体的血清学试验

梅毒螺旋体的血清学试验根据所用抗原不同可分为两类。第一类是非特异性梅毒血清学反应，用正常牛心肌类脂作抗原，检测非特异性的反应素。这一类试验有性病研究实验方法（VDRL）及其改良法——不加热血清反应素试验（USR）、快速血清环状卡片试验（RPR），均是用纯化的牛心脂质作抗原。第二类为特异性螺旋体血清学试验，是以死的或活的梅毒螺旋体或其成分为抗原检测特异性梅毒螺旋体抗体，如荧光螺旋体抗体吸收试验（fluorescent treponemal antibody absorption，FTA-ABS）和螺旋体制动试验（treponemal immulization test，TPI）。第二类试验虽然特异性、敏感性都高，但试验复杂，不易推广，主要用于疑难病例的诊断和生物学假阳性的鉴别。USR 和 RPR 法的特异性、敏感性较好，且简便快速，容易在一般实验室推广使用，故最常用于梅毒的普查、筛选，并作为梅毒感染的标准常规诊断方法。

RPR (rapid plasma reagin circle card test) 试验

目的要求

熟悉 RPR 试验的原理、操作、应用及结果判断。

实验内容

【实验原理】

快速血浆反应素环状卡片试验所用 RPR 抗原是吸附于炭粒上的类脂质抗原，与 1 滴血清在 RPR 卡片的圆圈中混合，如出现间接炭凝说明是阳性血清。此法可进行半定量检测，快速、简便、不需显微镜，适于进行大量筛选试验。

【实验材料】

RPR 试剂盒内容。

1. RPR 抗原：吸附于活性炭的类脂质抗原。
2. RPR 卡片：印有直径 18 mm 圆圈的特制涂料卡片。
3. 塑料加液滴管（每滴 50 μL）。

【实验方法】

1. 取待检血清 50 μL，加入卡片的圆圈内，并扩散到整个圈内。
2. 在每份血清上滴加 1 滴 RPR 抗原。
3. 旋转摇动 8 min，速度约 100 r/min，立即用肉眼观察结果。

【实验结果】

在 RPR 白色纸卡片上观察，阴性标本反应圈中不出现黑色炭颗粒凝集，阳性标本反应圈中可出现明显黑色凝集炭颗粒或絮片。为更好地区别弱阳性与阴性结果，将纸卡片倾斜与水平面成 30°角做旋转，使血清与抗原在圆圈内转，能更清楚地观察结果，根据颗粒或絮状的大小，记录为 + 至 + + + + 或 - 结果。

定性试验呈阳性的标本，如需要可在 RPR 卡片上将血清作 1:2 ～ 1:32 等 6 个稀释度的稀释，然后按上述定性试验方法再作半定量试验。

附

镀银染色法染色液的配制方法

1. 固定液：

冰醋酸	1 mL
福尔马林	2 mL
蒸馏水	100 mL

2. 媒染剂：

鞣酸　　　　　　　　5 mL

石炭酸　　　　　　　1 mL

蒸馏水　　　　　　　100 mL

3. 银液：

硝酸银　　　　　　　5 g

蒸馏水　　　　　　　100 mL

银液于应用前，徐徐加入10%氨液，使呈微混浊，过滤后使用。

实验二十二
病原性真菌
（Pathogenic Fungi）

一、真菌的培养方法

（一）**大培养法**：用于观察真菌菌落形态及色素的产生。

目的要求

熟悉真菌大培养法及其用途。

实验内容

【实验材料】
1. 沙保弱（Sabouraud）斜面培养基。
2. 酵母及青霉菌斜面培养物。

【实验方法】

酵母及类酵母真菌的接种方法和细菌接种方法一样，但对丝状真菌（或皮毛检材）的接种用接种钩钩取材料，点种在培养基即可，不用划线，接种完毕，用熔化的石蜡封管口棉塞，置 22～28 ℃室温培养，一周后观察其生长情况。

（二）**小培养法**：用于观察真菌（丝状菌）不同发育阶段及完整的基本构造（小培养方法很多，本次实验仅介绍小瓷片培养法）。

目的要求

熟悉真菌小培养法及其用途。

实验内容

【实验材料】
1. 小瓷片、盖玻片。
2. 蛋白甘油混合液、凡士林。
3. 针头、双碟（内有潮湿滤纸）。
4. 注射器、沙保弱培养基。

【实验方法】

1. 小瓷片的制备：取特制的中央有四方形空洞的小瓷片（图 22-1），于四方形空洞两面的周边涂上鸡蛋清甘油混合液，各粘上盖玻片 1 块，做成培养小室，另外用棉花塞紧瓷片边缘的小圆孔，用纸包好小瓷片，高压蒸气灭菌备用。

2. 取上述已灭菌的小瓷片，用凡士林封闭盖玻片之四周。以带针头的注射器吸取已熔化的沙保弱琼脂，自其边缘圆孔处注入，以充满四方空间之一半为度。

3. 待琼脂凝固后，用接种针挑取真菌材料，从小圆孔处种入培养基内。接种完毕塞回棉花，并用胶布封闭圆孔。

4. 置小瓷片于有潮湿滤纸的双碟内，在22～28 ℃室温中培养，每天用高倍镜观察其生长情况。

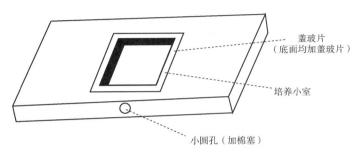

图22-1 真菌小培养瓷片示意

二、真菌的菌落观察

真菌菌落在形态上可分三大类：酵母型菌落、类酵母型菌落及丝状菌落。目前也有分为两类者，如酵母型菌落和丝状菌落。

1. 酵母型菌落。

目的要求

观察真菌酵母型菌落的特征。

实验内容

【实验材料】

新生隐球菌的沙保弱斜面培养物。

【实验方法】

肉眼观察。

【实验结果】

菌落为圆形，较大，白色，表面光滑湿润，无菌丝长入培养基内，类似一般细菌菌落，多次传代后可呈黏液状菌落。

2. 类酵母型菌落。

目的要求

观察真菌类酵母型菌落的特征。

实验内容

【实验材料】

白假丝酵母菌的沙保弱斜面培养物。

【实验方法】

肉眼观察。

【实验结果】

与酵母型菌落类似，但生成的假菌丝侵入培养基内。

3. 丝状菌落。

目的要求

观察真菌丝状菌落的特征。

实验内容

【实验材料】

皮肤丝状菌的沙保弱斜面培养物。

【实验方法】

肉眼观察。

【实验结果】

菌落大都有气中菌丝，呈绒毛状、粉状、棉花样等，故称丝状菌落，色泽多种多样，菌落底部有营养菌丝长入培养基内。

4. 二相性菌落。

目的要求

了解某些真菌的二相性菌落特征。

实验内容

【实验材料】

申克孢子丝菌沙保弱斜面培养物及血琼脂斜面培养物。

【实验方法】

肉眼及显微镜下观察。

【实验结果】

申克孢子丝菌在室温培养的沙保弱斜面上，呈丝状菌落生长；在 37 ℃ 培养的血琼脂斜面上，呈酵母型菌落生长（镜检可见酵母样单细胞形态）。

三、新生隐球菌墨汁染色检查法

目的要求

熟悉新生隐球菌墨汁染色检查法及新生隐球菌的形态特征。

实验内容

【实验材料】

1. 患者脑脊液。
2. 墨汁、载玻片及盖玻片。

【实验方法】

取精致墨汁一小滴放于干净载玻片上（书写用优质墨汁，以滤纸过滤 2～3 次即可），加入 1 滴患者脑脊液，与墨汁混匀，盖上盖玻片后，置低倍镜下观察。

【实验结果】

本菌为圆形或卵圆形菌体，可见有芽生孢子，菌体外有一厚的荚膜，不着色透亮，背景为黑色。

附

真菌培养基的配制方法

沙保弱培养基

1. 成分。

蛋白胨	1 g
琼脂	2 g
葡萄糖或麦芽糖	4 g
水	100 mL

2. 制法。

（1）将上述成分加热溶解。

（2）矫正 pH 至 5.6（一般可不矫正）。

（3）分装中号试管，高压蒸汽 15 磅 20 min 灭菌，取出放成斜面（若不加琼脂，即为沙保弱液体培养基）。

实验二十三

病毒包涵体的观察
(Observation of Viral Inclusion Body)

目的要求

熟悉病毒包涵体的形态特征及其检查的实际用途。

实验内容

【实验原理】

某些病毒感染后,在宿主细胞内可形成包涵体。一般认为包涵体是细胞对病毒作用的反应产物。可能是病毒合成的场所,也可能是病毒颗粒的结晶,或是病毒的抗原性物质。根据包涵体形成的部位,可分为胞浆内或核内包涵体;如按染色反应,则可分为嗜酸性和嗜碱性包涵体。一种病毒所产生的包涵体是有一定的形态和部位的,因此包涵体的检查对诊断某些病毒性疾病具有一定的辅助价值。

【实验材料】

1. 狂犬病毒包涵体组织片(塞勒染色)。
2. 呼吸道合胞病毒包涵体细胞片(塞勒染色)。

【实验方法】

用油镜观察。

【实验结果】

1. 狂犬病患者或病犬的脑组织,在海马回细胞胞浆内可见鲜红色的包涵体又称内基小体,神经细胞染成蓝色,间质为粉红色。
2. 呼吸道合胞病毒感染 Hela 细胞,可见感染细胞融合成多核巨细胞,并见胞浆内嗜酸性包涵体(红色)。

附

病毒包涵体检测染色液的配制方法

塞勒(Seller)染色液

美蓝甲醇饱和溶液	15 mL
无水甲醇(不含丙酮)	25 mL
碱性复红甲醇饱和溶液	2～4 mL

将上述三液混匀后,盛于棕色试剂瓶中保存,即可供染色时应用。

实验二十四

病毒的分离培养与鉴定
(Isolation, Cultivation and Identification of Viruses)

目的要求

1. 熟悉病毒严格细胞内寄生的特性及实验室常用的病毒培养方法，了解鸡胚接种、动物接种及单层细胞的制备等病毒培养技术。
2. 掌握病毒蚀斑试验的原理及用途。
3. 熟悉病毒 RNA 提取的原理，了解病毒核酸的提取和 qPCR 检测方法。

实验内容

【实验原理】

病毒具有严格细胞内寄生性，必须提供活的机体、组织或细胞才能使其增殖。常用的培养方法有动物接种、鸡胚培养及组织细胞培养等。

一、病毒的鸡胚培养法

鸡胚培养方法操作简便，适应于流感病毒、痘病毒、疱疹病毒和脑炎病毒等的培养。鸡胚培养的接种方法有多种，最常用的有：绒毛尿囊膜接种法，羊膜腔（羊水囊）接种法、尿囊腔接种法和卵黄囊接种法。可根据病毒的特性，选择适宜的接种途径。

（一）卵黄囊接种法

【实验材料】

1. 鸡胚（已孵育 6～8 天）。
2. 无菌注射器、碘酒、酒精、锥子。

【实验方法】

1. 取孵育 6～8 天的鸡胚，将气室及胎位划出。
2. 将卵置卵架上，气室向上。用碘酒、酒精消毒气室部的卵壳。
3. 用无菌锥子在气室中心钻一小孔，注射器由气室小孔向胚胎位置相反方向，沿卵中轴作 20°～30° 角倾斜刺入约 3 cm，即达卵黄囊内（图 24-1），注入被检材料 0.5 mL。

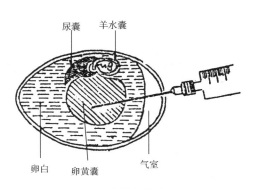

图 24-1 卵黄囊接种法示意

4. 拔出针头，用熔化石蜡封上穿刺孔。

（二）绒毛尿囊膜接种法
【实验材料】
1. 鸡胚（已孵育 12 天）。
2. 牛痘病毒稀释液。
3. 生理盐水。
4. 无菌 1 mL 注射器、6 号针头、锯片、解剖刀、毛细吸管、橡皮吸头、锥子、小镊子、剪刀。

【实验方法】
1. 取一已孵育 12 天之鸡胚，将气室及胎位划出，并在胚胎附近找一血管较少的部位划一个三角形。
2. 碘酒消毒后，以磨牙机或锯片沿三角形磨破卵壳，但不伤及卵膜，并在气室正中钻一孔。
3. 将卵平置架上，用解剖刀轻轻将三角形部位的卵壳揭去，形成卵窗露出卵膜。
4. 于卵膜当中以利针刺破一小缝，以橡皮吸头自气室端小孔将气室中空气吸出，使绒毛膜下陷与卵膜分离，而成"人工气室"（图 24-2）。
5. 将卵膜去掉，即可滴入接种材料 0.2 mL（本次实验接种牛痘病毒稀释液）。
6. 迅速将消毒胶布封于三角形卵窗上，以熔化石蜡封气孔。
7. 接种后将鸡胚水平放置于 37 ℃孵育 48～72 h。
8. 解剖及收获：将待收获鸡胚卵窗周围用碘酒消毒，用无菌镊子扩大卵窗，除去壳膜，轻轻夹起绒毛尿囊膜，用小剪沿人工气室周围将接种的绒毛尿囊膜全部剪下。天花、牛痘、单纯疱疹等病毒在绒毛尿囊膜上，可形成特殊的疱样病变。

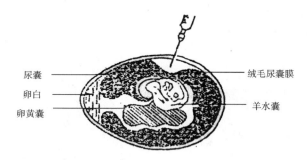

图 24-2 绒毛尿囊膜接种法示意

（三）尿囊腔接种及尿液收获方法
【实验材料】
1. 9～14 天鸡胚。
2. 流感病毒。
3. 1 mL 灭菌注射器附 6 号针头。

4. 灭菌中试管。

5. 毛细吸管、橡皮吸头、小锥子、小镊子。

【实验方法】

1. 取已孵育 9～11 天之鸡胚，置检卵灯上检视，将气室及胚胎位置划出，在尿囊与气室交界边缘上 1～2 mm 处作一标记。

2. 以碘酒消毒该标记部位。

3. 以消毒锥子钻孔，仅破卵壳，勿破卵膜。

4. 将鸡胚直立，注射器垂直经气室而穿入约 1 cm 即达尿囊，注射量为 0.2 mL（图 24-3）。

5. 接种后，以熔化石蜡封此小孔，在卵壳上标记接种病毒名称、接种日期，放 37 ℃ 培养，如接种流感病毒，一般于接种后于 37 ℃ 孵育 40～80 h 可收获。

6. 解剖及收获。收获前应将鸡胚放 4 ℃ 冰箱过夜，使其血液凝固，避免收获时出血。将鸡胚直立于卵架上，消毒气室部位卵壳，用无菌镊子将壳除去，另用一无菌镊子撕开壳膜及绒毛尿囊膜，用无菌毛细吸管吸取尿囊液（可得 5～6 mL）。流行性感冒、腮腺炎、新城鸡瘟等病毒都可应用鸡胚尿囊接种法进行繁殖，并可通过病毒血凝试验加以证明。

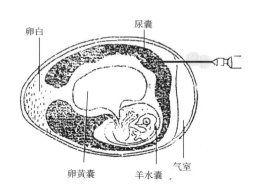

图 24-3　尿囊接种法示意

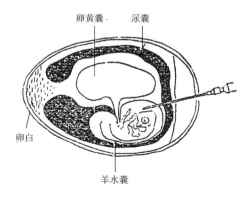

图 24-4　羊水囊接种法示意

（四）羊水囊接种法

【实验材料】

1. 鸡胚（已孵育 10～12 天）。

2. 无菌注射器、碘酒、酒精、镊子。

【实验方法】

1. 取孵育 10～12 天的鸡胚，将气室及胎位标出。

2. 将卵竖置卵架上，消毒气室部。

3. 用磨卵器在气室部的卵壳上钻一圆形裂痕，直径约 2 cm，细心地用镊子除去蛋壳及壳膜，但勿损坏绒毛尿囊膜。

4. 用无菌的钝尖小镊子穿过绒毛尿囊膜，轻轻将羊膜夹住并呈伞状提起，然后用注射针刺入羊膜腔内，注入量为 0.05～0.1 mL（图 24-4）。

5. 用无菌玻璃纸覆盖气室端打孔处，再用石蜡封闭 4 周。

二、病毒组织培养法

（一）原代细胞单层培养法

【实验原理】

原代细胞单层培养法是指动物（包括脊椎动物和无脊椎动物）的组织自机体取出后，经胰酶或其他细胞分散剂消化处理，得到单个细胞悬液，以一定量接种到特定容器中，加入细胞生长所必需的营养液，置合适温度中经一段时间的培养，分散的单个细胞即贴附玻壁，开始分裂增殖并逐步长成均匀致密的单层细胞。

组织来源种类很多，如猴肾、地鼠肾、鸡胚、人胚肾及蚊子等。本实验仅通过鸡胚单层细胞培养，了解病毒组织培养的技术方法。

【实验材料】

1. 鸡胚（已孵育 9～10 天）。

2. 无菌小剪与镊子。

3. 无菌玻璃用具（包括培养板或管、双碟、中试管、漏斗附四层纱布、三角瓶附磁棒、胶塞、吸管、毛细吸管等）。

4. 血球计算盘、电磁搅拌器。

5. 0.5% 水解乳蛋白、Hank's 液、小牛血清（56 ℃，30 min 灭活）、0.25% 胰酶、5.6% $NaHCO_3$、抗菌素（青霉素 10^4 u/mL，链霉素 10^4 μg/mL）。

6. 营养液配制：

小牛血清　　　　　　　　　　　　　5 mL
0.5% 水解乳蛋白 Hank's 液　　　　　94 mL
抗菌素原液　　　　　　　　　　　　1 mL

用 5.6% $NaHCO_3$ 校正 pH 为 7.4～7.6。

7. 新城鸡瘟病毒液。

【实验方法】

1. 解剖及处理鸡胚：

（1）将孵育 9 天的鸡胚以碘酒消毒气室部位的卵壳后，用无菌镊子将壳除去，另用无菌小弯镊子钩取鸡胚，置平皿内，用小镊子除去鸡胚头、爪及内脏、取其皮肌及骨骼肌组织，用 Hank's 液洗 2 次，除去残存血液（洗涤用的 Hank's 液需加双抗，以下同）。

（2）用无菌剪子将鸡胚剪碎成 0.5～1 mm^3 小块，加入 Hank's 液 3～5 mL，移入中试管内。

（3）静置 5 min，让组织块自然沉降，用毛细吸管吸除上清，再加入 Hank's 液，重复处理 1 次。

2. 胰酶消化：

（1）按每个鸡胚 5 mL 用量算，加入 0.25% 胰酶液，置 37 ℃ 水浴箱中消化 30 min。

（2）吸除胰酶液，再用 Hank's 液洗涤组织 2 次，以除去剩余的胰酶溶液。

3. 分散细胞：

加入 5 mL 培养液，并将组织块移入附有磁棒的小三角瓶中，置电磁搅拌器上搅拌 10 min，使鸡胚组织块的细胞尽量分散，然后用四层纱布过滤，获得分散的鸡胚细胞悬液。

4. 细胞计数：

吸出少许细胞悬液，滴入血球计算盘内，计细胞数。

5. 细胞分装与培养：

将细胞悬液分至 4 个小培养瓶中或根据细胞计数结果，用生长液将细胞稀释成 100 万细胞/mL，接种 40 孔聚乙烯微量培养板或细胞培养管，40 孔板每孔分装 0.1 mL（10 万细胞），加盖盖好，静置平放于 37 ℃ CO_2 孵箱培养。细胞管每管分装 0.7 mL（含 70 万细胞），用胶塞塞紧，静置斜放使与水平成 5°角，置 37 ℃ 恒温箱中培养 24～48 h。此时在低倍镜下可见生长成单层的鸡胚成纤维细胞。

6. 接种病毒：

在低倍镜下，选择生长成致密单层的细胞培养管或 40 孔细胞培养板，吸除营养液，培养管每管加入 0.1 mL 的新城鸡瘟病毒液，置 37 ℃ 恒温箱中，或细胞培养板每孔加入 0.025 mL 的新城鸡瘟病毒液，置 37 ℃ CO_2 孵箱中使病毒吸附 30 min，然后吸除病毒接种物，加入维持液（含 1% 小牛血清的 0.5% 水解乳蛋白 Hank's 液），每管 0.7 mL 或每孔 0.1 mL，置 37 ℃ 培养。每天取出，在低倍镜下观察有无细胞病变（CPE）出现，注意要与不接种病毒的细胞对照作比较。

7. 细胞病变（CPE）：

细胞变圆缩，堆聚及脱落，要与不接种病毒的细胞对照作比较。

【实验结果】

病变程度用"＋"号表示：

－：表示无细胞变化。

＋：表示 25% 的细胞出现病变。

＋＋：表示 25%～50% 的细胞病变。

＋＋＋：表示 50%～75% 的细胞病变。

＋＋＋＋：表示 75%～100% 的细胞病变。

三、病毒蚀斑试验

病毒蚀斑试验是一种检查和准确滴定感染性病毒数量的方法，本次实验用登革病毒做试验。

【实验材料】

1. 细胞与病毒：白蚊伊蚊 C6/36 细胞，登革病毒悬液。

2. 溶液：1.2%甲基纤维素 Eagle 氏覆盖液，0.8%结晶紫染色液，MEM 细胞培养液，2%小牛血清 MEM 维持液，4%甲醛固定液，PBS。

3. 其他：毛细吸管，加样枪及枪头，24 孔细胞培养板等。

【实验方法】

1. 细胞培养：用培养 24 h 的白蚊伊蚊 C6/36 细胞接种 24 孔板，每孔细胞数 1×10^5 个，置 37 ℃，5% CO_2 培养过夜，弃培养液。

2. 接种病毒：10 倍稀释度连续梯度稀释病毒，以 2%小牛血清 MEM 维持液做 $10^{-1}\sim10^{-7}$ 系列稀释，于 24 孔培养板中加入已稀释成 $10^{-1}\sim10^{-7}$ 的病毒悬液，每个稀释度接种 2 孔，每孔 0.25 mL，同时设正常细胞对照 2 孔，细胞对照孔不加病毒液，每孔只加 2%小牛血清 MEM 维持液 0.25 mL。置 37 ℃，5% CO_2 培养箱中吸附 2 h。

3. 覆盖：吸弃孔内液体，加入 1.2%甲基纤维素 Eagle 氏覆盖液，每孔 0.8 mL，置 37 ℃，5% CO_2 培养箱培养 3～7 天，每天于显微镜下观察蚀斑形成情况，直至蚀斑形成。

4. 固定：噬斑形成后，每孔加 0.5 mL 的 4%甲醛固定液，室温固定 10 min，吸弃孔内营养甲基纤维素，PBS 洗细胞 2 次。

5. 染色：加入 0.8%结晶紫染色液，每孔 0.25 mL，室温染色 5 min，自来水轻轻冲洗 5 次。

6. 计算：计数每孔的蚀斑数，计算病毒的蚀斑形成单位（PFU/mL）。

【实验结果】

登革病毒的蚀斑一般在 36 h 开始出现，从针点形开始以后逐渐扩大，呈空白圈状。扩大的蚀斑有的可融合成片。显微镜下观察蚀斑中受染病毒的细胞被破坏，被结晶紫染色，而蚀斑周围的正常细胞不被结晶紫着染。

病毒蚀斑形成单位（PFU/mL）计算：假设接种 0.5 mL 10^{-4} 稀释度病毒的细胞孔中，平均有 10 个蚀斑形成，则该病毒样本的 PFU/mL 为：$10/0.5\times1/10^{-4}=20\times10^4=2\times10^5$。

四、实时荧光定量 PCR 检测病毒核酸

病毒分离培养后，提取病毒核酸并采用 PCR 法检测，是目前常采用的病毒鉴定方法之一，但由于普通 PCR 法的扩增产物需要进行琼脂糖凝胶电泳检测，容易发生扩增产物的携带污染，出现假阳性，用实时荧光定量法（real-time quantitative PCR）进行核酸检测可较好地解决上述问题，且操作简便，灵敏度高。本次实验用副流感病毒（hPIV）来进行核酸检测。

（一）病毒 RNA 的提取

【实验原理】

RNA 是一类极易降解的分子，要得到完整的 RNA，必须最大限度地抑制提取过程中内源性及外源性 RNA 酶对 RNA 的降解。高浓度强变性剂异硫氰酸胍等，可溶解蛋白质，使核蛋白与核酸分离，使 RNA 酶失活，所以 RNA 释放出来时不被降解。病

毒裂解后，除了 RNA，还有蛋白质和病毒碎片，通过酚、氯仿或异丙醇等有机溶剂处理得到纯化、均一的 RNA。常用的 Trizol 将促使核蛋白复合体解离，使 RNA 与蛋白质分离，并将 RNA 释放到溶液中。

【实验材料】

1. 含有 RNA 病毒的血清、血液或细胞培养液等标本。

2. 异硫氰酸胍裂解液（含异硫氰酸胍 4 mol/L，PH 7.0 柠檬酸钠 25 mmol/L，十二烷基肌酸钠 0.5%，使用前加 β-巯基乙醇 0.1 mol/L），TRIzol LS（使用前加 β-巯基乙醇 0.1 mol/L），异丙醇，氯仿，75% 乙醇，DEPC 水。

3. 1.5 mL 灭菌 EP 管，200 μL 和 20 μL 灭菌枪头，200 μL 和 20 μL 加样枪。

4. 低温高速离心机等。

【实验方法】

1. 异硫氰酸胍提取法：

（1）在 1.5 mL 灭菌 EP 管中加入 600 μL 异硫氰酸胍裂解液，然后加入 200 μL 待测病毒样本，设阳性与阴性对照，对照管中加入 200 μL 阳性/阴性对照。

（2）再加入 200 μL 氯仿，反复颠倒混匀 2 min。

（3）130 00 r/min，4 ℃ 离心 15 min。

（4）在第 3 步离心快结束时，另取同样数目的 EP 管，加入 400 μL 在 -20 ℃ 预冷的异丙醇。

（5）吸取第 3 步离心的上清，小心地转移到第 4 步准备的管中，颠倒混匀。注意不要吸取到中间白色层。

（6）4 ℃，130 00 r/min 离心 15 min，轻轻倒去上清，在吸水纸上尽量沾干液体。

（7）加 600 μL 75% 乙醇，颠倒数次以洗涤残存异丙醇。

（8）4 ℃ 130 00 r/min 离心 15 min，轻轻倒去上清；在吸水纸上尽量沾干液体。

（9）4 000 r/min 离心 10 s，将管壁残存液体离心到底部，用枪头吸干，室温干燥 2～3 min。注意不可过分干燥，防止下一步 RNA 不溶解。

（10）加入 20 μL DEPC 水，轻轻混匀溶解 RNA。2 000 r/min 离心 5 s，可用于下一步的逆转录反应（RT），或 -20 ℃ 保存备用。

2. TRIzol LS 提取法：

（1）在 1.5 mL 的 EP 管中加入病毒原液 500 μL，再加入 TRIzol LS 500 μL，充分混匀，室温放置 10 min。

（2）加入 200 μL 的氯仿，盖紧离心管盖，用力震荡离心管，使溶液充分乳化，成乳白状，无分层现象，室温放置 10 min。

（3）4 ℃ 13 000 r/min 离心 15 min，取上层液相移入另一新管，注意不可吸到白色中间层。

（4）加入等体积的异丙醇，轻轻颠倒离心管充分混匀液体，室温放置 10 min。

（5）4 ℃ 13 000 r/min 离心 15 min，用枪头小心吸弃上清。

（6）加 1 mL 75% 乙醇洗涤 1 次，4 ℃ 8 000 r/min 离心 10 min，用枪头小心吸弃

所有上清,室温干燥 5 min。

(7) 加入适量 DEPC 处理水溶解 RNA。建议立即做逆转录(RT)。若要保存,可在上一步加入乙醇后冻存于 −70 ℃,可保存 1 年;若加入 DEPC 水后则只能在 −20 ℃保存 1 个月左右。

【注意事项】

1. 整个操作要戴口罩及一次性手套,并尽可能在低温下操作。

2. 提取时应注意防止空气中 RNA 酶的污染。所用物品也应尽量去除 RNA 酶。

3. 加氯仿前的匀浆液可在 −70 ℃保存 1 个月以上,RNA 沉淀在 70% 乙醇中可在 4 ℃保存 1 周,−20 ℃保存 1 年。

(二)**探针法 real-time PCR 检测人副流感病毒(hPIV)的核酸**

【目的要求】

熟悉探针法实时荧光定量 PCR(real-time qPCR)检测 RNA 病毒核酸的原理、操作及结果判断。

【实验原理】

RNA 病毒的检测通常需要先将提取的病毒 RNA 逆转录为 cDNA,再进行 PCR 扩增检测。PCR 扩增时在加入一对引物的同时加入一个特异性的荧光探针,该探针为一寡核苷酸,两端分别标记一个报告荧光基团和一个淬灭荧光基团。探针完整时,报告基团发射的荧光信号被淬灭基团吸收;PCR 扩增时,Taq 酶的 5'→3' 外切酶活性将探针酶切降解,使报告荧光基团和淬灭荧光基团分离,从而荧光监测系统可接收到荧光信号,即每扩增一条 DNA 链,就有一个荧光分子形成,实现了荧光信号的累积与 PCR 产物形成完全同步。此外,每个模板的 Ct 值(即每个反应管内的荧光信号到达设定阈值时所经历的循环数)与该模板的起始拷贝数的对数存在线性关系,起始拷贝数越多,Ct 值越小。

【实验材料】

1. 逆转录试剂盒。

2. Taq 聚合酶,随机引物,病毒核酸的上游、下游引物及探针(序列见表 24 − 1),dNTP,无 DNA 酶和 RNA 酶的水。

表 24 − 1 检测人副流感病毒 1 − 4 型(hPIV1 − 4)所用引物及探针序列

引物	序列(5'→3')	扩增基因
hPIV1 − F	ATCTCATTATTACCYGGACCAAGTCTACT	
hPIV1 − R	CATCCTTGAGTGATTAAGTTTGATGAATA	HN
hPIV1 − P	FAM − AGGATGTGTTAGAYTACCTTCATTATCAATTGGTGATG − TAMRA	
hPIV2 − F	CTGCAGCTATGAGTAATC	
hPIV2 − R	TGATCGAGCATCTGGAAT	HN
hPIV2 − P	FAM − AGCCATGCATTCACCAGAAGCCAGC − TAMRA	

续表 24-1

引物	序列（5'→3'）	扩增基因
hPIV3-F	ACTCTATCYACTCTCAGACC	
hPIV3-R	TGGGATCTCTGAGGATAC	
hPIV3-P	FAM - AAGGGACCACGCGCTCCTTTCATC - TAMRA	HN
hPIV4-F	GATCCACAGCAAAGATTCAC	
hPIV4-R	GCCTGTAAGGAAAGCAGAGA	
hPIV4-P	FAM - TATCATCATCTGCCAAATCGGCAA - TAMRA	Nucleocapsid

注：F 为上游引物；R 为下游引物；P 为探针。Y = C 或 T。

3. 无 DNA 酶和 RNA 酶的枪头、1.5 mL EP 管、0.2 mL 薄壁 PCR 管。
4. 微量移液器，水浴锅或 37 ℃恒温装置，实时荧光定量 PCR 仪。

【实验方法】

1. 病毒核酸的 cDNA 合成。

按照试剂盒操作说明书，逆转录反应要求总量 RNA 为 1 pg 至 5 μg。以下为 1 个反应的体系组成，多个体系需倍加。

（1）将试剂盒内的每一管溶液混匀并短暂离心，按照表 24-2 组分组成配置反应体系 1，将体系 1 在 0.2 mL 管中混匀。

表 24-2 cDNA 合成反应体系 1 的配置组分

组 分	体积/μL
少于 5 μg 的总 RNA	n
50 ng/μL 随机引物	1
10 mM dNTP mix	1
加无 DNA 酶和 RNA 酶的水至	10

（2）65 ℃孵育 5 min；置于冰上至少 1 min。

（3）取一空管配制体系 2，在管中依次加入 2 μL 10×RT 缓冲液，4 μL 25 mM MgCl$_2$，2 μL 0.1 mol/L DTT，1 μL RNase OUT（40 U/μL），1 μL 逆转录酶（200 U/μL）。

（4）将步骤（3）配制的 10 μL 的 cDNA 反应体系 2 加入到体系 1 中，总反应体系为 20 μL，轻轻混匀，短暂离心收集可能存在管壁上的液滴。

（5）25 ℃孵育 10 min，50 ℃孵育 50 min。85 ℃终止 5 min，置于冰上。

（6）短暂离心收集反应物，每管加 1 μL RNase H，并于 37 ℃孵育 20 min，为 cDNA 混合物，可以置于 -20 ℃保存或用于后续 PCR 检测。

2. 病毒核酸 real-time PCR 检测。

（1）配置 real-time PCR 反应体系。hPIV（hPIV1，hPIV2，hPIV3，hPIV4）每一个型别的检测对应 1 个独立反应，每 1 个反应体系如表 24-3。

表24-3 real-time PCR 反应体系的配置组分

cDNA	1 μL
上游引物	0.5 μL
下游引物	0.5 μL
探针	1 μL
2×反应混合物	10 μL
无 DNA 酶和 RNA 酶的水	7 μL
总计	20 μL

在配液室配制反应体系，cDNA 模板单独在核酸加样区加入。

（2）混匀好的反应体系在扩增区放置 PCR 仪进行扩增反应，设置反应条件为：95 ℃预变性 10 min；95 ℃ 15 s，60 ℃ 1 min（于该步骤读取荧光值），共45个循环。

【实验结果】

反应结束后，根据样品和阴性及阳性对照扩增曲线的 Ct 值和荧光强度等，判断样品是否有 hPIV 感染及感染型别。对于可疑样品需要复检甚至病毒的培养分离进行确定。

【注意事项】

1. 质量控制：核酸提取和检测过程均须设立阴性对照和阳性对照。

阴性对照：核酸提取的阴性对照，应采用已知不含任何核酸的样本（如蒸馏水）。核酸检测的阴性对照应包括核酸提取阴性对照、无酶对照和无引物对照。

阳性对照：核酸提取和检测的阳性对照，应采用实验室统一制备的或已知的 QA/QC 阳性对照品。

2. 避免交叉污染：即反应体系配制区、模板核酸加样区以及扩增区应严格分开，避免污染。

实验二十五

病毒的血凝试验与血凝抑制试验

(Viral Hemagglutination Test and Hemagglutination Inhibition Test)

一、病毒红细胞凝集试验

目的要求

掌握病毒红细胞凝集试验的原理及用途，熟悉其结果判断。

实验内容

【实验原理】

某些病毒如黏病毒（流感病毒）、痘病毒（牛痘病毒）、虫媒病毒（乙型脑炎病毒）、肠道病毒（埃可病毒）表面有糖蛋白，在一定条件下，能与动物红细胞表面的糖蛋白受体相结合而形成凝集。利用病毒血凝试验（HA）可以检测培养物中某些病毒的存在，滴定病毒的血凝效价，可粗略估计病毒颗粒的数量（1 个血凝单位 ≈ 10^6 病毒颗粒）。

【实验材料】

1. 流感病毒鸡胚培养尿囊液。
2. 流感病毒血凝素（4 U/0.2 mL）。
3. 20 孔 U 型塑料板，1 mL 吸管，1% 鸡红细胞悬液。
4. 生理盐水，橡皮吸头，吸管。

【实验方法】

1. 取一块洁净晾干的 20 孔 U 型塑料板，用蜡笔做好标记，用带有橡皮吸头的吸管，于第 1～9 孔内各加入生理盐水 0.2 mL。在第 1 孔内加入已稀释成 1∶5 的流感病毒尿囊液 0.2 mL，混匀后吸出 0.2 mL 至第 2 孔，再混匀后吸出 0.2 mL 至第 3 孔，如此倍比稀释到第 8 孔（病毒稀释度为 1∶10～1∶1 280），自第 8 孔吸出 0.2 mL 弃去，第 9 孔不加流感病毒尿囊液，作红细胞对照（见表 25-1）。

2. 每孔加入 1% 鸡红细胞 0.2 mL，摇匀后置室温 45 min（表 25-1）。

3. 观察结果时，直接观察塑料板孔内的红细胞凝集现象。

【实验结果】

呈"＋＋"凝集者的最高病毒稀释度作为病毒的红细胞凝集滴度，亦即 1 个血凝单位。例如，1∶320 为 ＋＋，即为 1 个血凝单位。

"＋＋＋＋"：红细胞均匀铺于孔底，致密成团，块状边缘不整齐。

"＋＋＋"：基本同上，但较疏松，分布面积较大。

"++":红细胞于孔底形成一个环状,四周有小凝集块。
"+":红细胞于孔底形成小团,但边缘不光滑,四周有小凝集块。
"-":红细胞于孔底形成一小团,边缘整齐,光滑。

表25-1 病毒红细胞凝集试验的操作方法

	1	2	3	4	5	6	7	8	9
生理盐水/mL	0.2	0.2	0.2	0.2	0.2	0.2	0.2	0.2	0.2
病毒液/mL	0.2	0.2	0.2	0.2	0.2	0.2	0.2	0.2	弃去	—
病毒稀释度	1:10	1:20	1:40	1:80	1:160	1:320	1:640	1:1280	红细胞对照
1%鸡红细胞	各管0.2 mL
	摇匀,置室温45 min

【注意事项】

1. 用反复吹吸法稀释混匀病毒或血清时,手法要轻、稳,尽量减少气泡出现。
2. 为了实验准确,加红细胞时,应从最后一孔起向前加。
3. 加样完毕,可将塑料板放光滑台面上慢慢划圈摇匀,但要防止溅出。
4. 观察结果时,塑料板底部垫上白纸,减少移动并按时观察,若延误时间太长,可能会出现病毒凝集红细胞后再解离的现象而影响结果。

二、病毒红细胞凝集抑制试验

目的要求

掌握病毒红细胞凝集抑制试验的原理及用途,熟悉其结果判断。

实验内容

【实验原理】

进行病毒的红细胞凝集试验时,若血清中特异性抗体与相应病毒结合后,病毒失去凝集红细胞的能力,从而抑制血凝现象出现。利用红细胞凝集抑制试验可检测血清中血凝抑制抗体的存在并测定出效价。临床上分别测定患者发病早期和恢复期血清抗体效价,对辅助诊断某些病毒感染有一定意义。如果试验中使用已知病毒的特异性型与亚型抗血清,可以用于鉴定病毒的型与亚型。

【实验材料】

1. 患者早期及恢复期血清(处理方法见附)。
2. 余同红细胞凝集试验材料。

【实验方法】

1. 取干净20孔U型塑料板1块,用蜡笔做好标记,用带有橡皮吸头的吸管,于第2~8孔内各加入生理盐水0.2 mL。

2. 于第1、第2孔中各加入稀释成1∶5的流感患者发病早期血清0.2 mL，混匀后，从第2孔吸出0.2 mL加入第3孔，按同样方法稀释至第8孔，吸出0.2 mL弃去（血清稀释度分别为1∶5～1∶640）。

3. 取同一患者的恢复期血清标本1份，按同法作红细胞凝集抑制试验。

4. 另取2孔，分别作病毒血凝对照和红细胞对照（表25-2）。

第9孔，病毒血凝对照：盐水0.2 mL加4单位（4U）流感病毒血凝素0.2 mL。

第10孔，红细胞对照：加盐水0.4 mL。

5. 室温静置10 min后，于第1～10孔中各加入1%鸡红细胞0.2 mL，摇匀（表25-2）。

6. 室温静置45 min后，观察结果。

表25-2 病毒红细胞凝集抑制试验的操作方法

	1	2	3	4	5	6	7	8	9	10
生理盐水/mL	—	0.2	0.2	0.2	0.2	0.2	0.2	0.2	0.2	0.4
病人血清/mL	0.2	0.2	0.2	0.2	0.2	0.2	0.2	0.2 弃去	—	—
稀释度	1∶5	1∶10	1∶20	1∶40	1∶80	1∶160	1∶320	1∶640	病毒对照	血清对照
流感病毒液（4U）	0.2	0.2	0.2	0.2	0.2	0.2	0.2	0.2	0.2	—
1%鸡红细胞	0.2	0.2	0.2	0.2	0.2	0.2	0.2	0.2	0.2	0.2
	摇匀，置室温45 min									

【实验结果】

能完全抑制红细胞凝集者的最高血清稀释度为红细胞凝集抑制效价。比较早期、恢复期血清的血凝抑制抗体的效价，并作出判断。

【注意事项】

1. 发病早期、恢复期血清要同时做试验，以求条件统一。
2. 其他事项与红细胞凝集试验类同。

附

流感患者血清的处理

患者血清中可能含有非特异性血凝抑制因子，导致红细胞凝集抑制试验出现假阳性结果。故患者血清应在试验前进行处理，以去除非特异性血凝抑制因子的影响。处理方法如下：

患者血清于灭活前，将1份血清加4份霍乱弧菌滤液，置37 ℃过夜后，在56 ℃加温50 min，以破坏多余的受体破坏酶，此时，血清中的非特异性抑制素便可除去。

如果血清本身有凝集红细胞的现象，可于血清中加入经洗涤过的鸡红细胞，以除去血清中对鸡红细胞的非特异性凝集物质，所加鸡红细胞容量相当于血清容量的 1/5，混合后，置 37 ℃ 30 min，离心沉淀除去红细胞，取上层血清，即可供红细胞凝集抑制试验用。

实验二十六

轮状病毒感染的快速诊断
(Rapid Diagnosis of Rotavirus Infection)

目的要求

熟悉 ELISA 快速检测轮状病毒抗原的原理、操作及应用。

实验内容

【实验原理】

快速轮状病毒抗原酶标诊断试剂盒（RotaFast）采用创新 ELISA 一步法制备，由 A 组轮状病毒单克隆抗体制成，用于快速检测人和动物轮状病毒抗原，反应全过程仅需 11～15 min。

【实验材料】

试剂盒组成：

1. 轮状病毒抗体包被的反应孔 1 包，12×3 条。
2. 取样塑料管 36 支。
3. 1 号试剂（酶结合物）1 瓶。
4. 2 号、3 号试剂（显色液）各 1 瓶。

【实验方法】

1. 用取样塑料管直接吸取待检粪样 1 滴（约 50 μL），滴于 1 个反应孔内（1 份样品用 1 孔）。
2. 立即滴 1 滴 1 号试剂于已加待检粪样的孔内，轻轻摇动混匀。
3. 室温下静置 8～10 min（冬季室温较低时要适当延长数分钟），立即用水冲洗 10 次以上（每次冲洗必需充满孔内），用劲拍干。
4. 每孔先后加入 2 号、3 号试剂各 1 滴，室温 3～5 min 判定结果。

【实验结果】

肉眼观察，根据显蓝色强弱判定阳性（＋＋＋＋）（＋＋＋）（＋＋）（＋），不显色判阴性（－）。

【注意事项】

如果不能在 3～5 min 内观察判定结果，应在显色后立即加入 2 mol/L H_2SO_4 100 μL/孔，终止反应。否则将可能出现假阳性，终止反应后显黄色。

实验二十七
病毒蛋白多肽成分的检测
——SDS-PAGE 检测 HBV 多肽成分
(Analysis of Viral Polypeptide)

目的要求

了解 SDS-PAGE 检测病毒蛋白技术及应用。

实验内容

【实验原理】

聚丙烯酰胺是由丙烯酰胺单体聚合成长链，再通过双丙烯酰胺交联而成，作为支持物，其分子间具有一定的孔径，不同分子量的蛋白质或多肽通过时，受阻滞程度各异，表现出不同的迁移率，起到分子筛的作用。在过量的阴离子去污剂 SDS 和还原剂 2-巯基乙醇的存在下，HBV 裂解成多肽，大部分多肽以恒定的重量比与 SDS 结合，SDS:蛋白质为 1.4:1。与结合的 SDS 提供的电荷相比，HBV 多肽本身固有的电荷可忽略不计，无重要意义。SDS-多肽复合物基本上具有相同的电荷密度，因此在适当孔率的聚丙烯酰胺凝胶中的泳动速度，只受到多肽分子大小的影响，又由于选用不连续的电泳基质，使样品在泳动开始时得以浓缩，然后再分开。结果将会使 HBV 经 SDS-PAGE 后，在凝胶上分离出不同多肽条带来。

【实验材料】

1. 30%丙烯酰胺液：丙烯酰胺 30 g，双丙烯酰胺 0.8 g，加三蒸水（下同）至 100 mL。

2. 浓缩胶缓冲液：0.5 mol/L Tris-HCl，pH 6.8。

3. 分离胶缓冲液：1.5 mol/L Tris-HCl，pH 8.9。

4. 10% SDS：SDS 10 g，加水至 100 mL。

5. 10%过硫酸铵：过硫酸铵 0.1 g，加水至 1 mL。

6. TEMED（N, N, N', N'-四甲基乙二胺）。

7. 样品缓冲液：2% SDS，5% 2-巯基乙醇，15%蔗糖，0.01%溴酚蓝，8 mol/L 尿素，pH 6.8。

8. 待检样品：经亲和层析纯化的 HBsAg 或蔗糖密度梯度离心的 Dane 颗粒。

9. 标准蛋白质分子量。

10. 电泳槽缓冲液：0.25 mol/L Tris，0.92 mol/L 甘氨酸，1% SDS，pH 8.3。

11. 0.25%考马斯亮蓝染色液：考马斯亮蓝 0.625 g，甲醇 113.5 mL，冰乙酸 23 mL，水 118.5 mL。

12. 脱色液：50%甲醇，7%冰乙酸。

13. 电泳仪、夹心式垂直板凝胶电泳槽等。

【实验方法】

1. 凝胶（1.5 mm 厚）制备。

（1）分离胶（12%）制备：

分离胶缓冲液 5 mL，10% SDS 0.2 mL，30% 丙烯酰胺液 8 mL，蒸馏水 6.7 mL，10% 过硫酸铵 100 μL，TEMED 10 μL。

总体积 20 mL，混匀后立即负压抽气，以排除溶解于液体中的气体。然后加入电泳槽的夹层内，并轻轻在凝胶面上铺 0.5 cm 高的水层，以隔绝氧气和使胶面平整。静置 45～60 min 待聚合。聚合后吸去凝胶面上的水，准备加入浓缩胶。

（2）浓缩胶（3%）制备：

浓缩胶缓冲液 2.5 mL，10% SDS 0.1 mL，30% 丙烯酰胺液 1 mL，蒸馏水 6.0 mL，10% 过硫酸铵 10 μL，TEMED 15 μL。

混匀后立即负压抽气，再加至分离胶上面，并插入样品槽模板，静置待聚合。

2. 加样。

（1）每一待检样品和标准分子量样品中加入 1/4 体积的样品缓冲液，在沸水浴中加热 3 min。

（2）取出样品槽模板，滤纸条吸出凹孔中的水，然后每一凹孔加入一份样品 10～30 μL（蛋白含量为 5～10 μg）。

（3）在样品液上轻轻加入电泳缓冲液，直至孔满。

3. 电泳。

将电泳缓冲液注满电泳槽，上槽接阴极，下槽接阳极，开启电泳仪。在示踪线（溴酚蓝）进入分离胶前，一般选用电压 100 V 左右，历时约 1 h。示踪线进入分离胶后，可将电压升至 130～150 V，直至示踪线走到距凝胶底部 1 cm 处时关机停止电泳，历时 4～5 h。如室温过高，缓冲液发热，则加循环凉水冷却。

4. 凝胶染色。

（1）电泳停止后，立即取出凝胶，切除浓缩胶，做好标记，尽快浸入考马斯亮蓝染色液中进行染色，以免条带扩散。一般染色 4 h。

（2）染色后用脱色液脱色，每 1 h 换一次脱色液，直至条带清晰，背景无色为止。

（3）将染色好的凝胶浸于 7.5% 冰乙酸液或用凝胶干燥器烘干保存。

5. 标准曲线的绘制和样品分子量计算。

以蛋白质分子移动的距离和溴酚蓝移动距离比值为相对迁移率（M_R）在半对数坐标纸上，以标准蛋白质分子量的对数为纵坐标，其相对迁移率为横坐标，绘制出一条标准曲线。最后，以样品的相对迁移率在标准曲线上查找到各条多肽的分子量。

相对迁移率（M_R）按下法计算：

$$M_R = \frac{蛋白质迁移距离（cm）}{溴酚蓝迁移距离（cm）}$$

【实验结果】

HBV 经 SDS-PAGE，考马斯亮蓝染色后，一般可观察到明显的 8 条多肽，不同 HBsAg 亚型间的多肽图谱稍有差异。

【注意事项】

1. 实验用的所有仪器要清洁。
2. 配液用水要用去离子三蒸水。
3. 10% 过硫酸铵最好在临用前配制，4 ℃保存不能超过 1 周。
4. 丙烯酰胺在聚合前有神经毒作用，需戴手套操作。

实验二十八
核酸分子杂交技术
——斑点杂交法检测 HBV DNA
（Nucleic Acid Hybridization Technique）

目的要求

了解 DNA 斑点杂交等核酸分子杂交技术的原理及方法。

实验内容

【实验原理】

DNA 斑点杂交法（dot blot hybridization）是将标本滴于硝酸纤维素膜上，DNA 经处理变性，双螺旋 DNA 变为单链 DNA 吸附于固相滤膜上，再加分子量较小的放射性标记或非放射性标记的单链 DNA（即探针），在一定条件下按互补碱基顺序配对的特点进行结合，形成 DNA-DNA 的双链杂交分子。然后将未结合部分洗掉，最后通过放射自显影或酶的显色反应观察结果。本法具有直接、特异及灵敏的优点。

本实验采用的标记物是异羟基洋地黄毒苷配基（Digoxingenin-dUTP），将其经随机引物标记法引入 HBV DNA 链，获得高特异度高敏感度的 Dig-HBV DNA 探针。用碱性磷酸酶的显色反应来观察杂交结果。

利用探针检测比血清学试验敏感 1 000 倍以上，前者可检测到 1 pg 水平，后者可检测到 1 ng 水平。血清中查到 HBV DNA 是 HBV 感染的直接证据和传染性指标，在疾病过程中则反映出 HBV 复制的活跃状态。

【实验材料】

1. 试剂：

20×SSC：3 mol/L NaCl，0.3 mol/L 枸橼酸钠，pH 7.0。

10×PBS：NaCl 80 g，KCl 2 g，$Na_2HPO_4 \cdot 7H_2O$ 11.5 g，KH_2PO_4 2 g，加双蒸水至 1 000 mL，pH 7.3。

浸膜液：2×SSC，pH 7.0。

变性液：0.5 mol/L NaOH，1.0 mol/L NaCl。

中和液Ⅰ：0.5 mol/L Tris·Cl，3.0 mol/L NaCl，pH 7.5。

中和液Ⅱ：1.0 mol/L Tris·Cl，0.6 mol/L NaCl，pH 7.5。

预杂交液：5×SSC，0.1% 十烷基肌氨酸，0.02% SDS，1% BSA。

杂交液：含 Dig-HBV DNA 探针的预杂交液。

漂洗液Ⅰ：2×SSC，0.1% SDS，pH 7.0。

漂洗液Ⅱ：0.1×SSC，0.1% SDS，pH 7.0。

封闭液：1% BSA 的 PBS。
缓冲液Ⅰ：100 mmol/L Tris·Cl，150 mmol/L NaCl，pH 7.5。
缓冲液Ⅱ：100 mmol/L Tris·Cl，100 mmol/L NaCl，50 mmol/L $MgCl_2$，pH 9.5。
缓冲液Ⅲ：Dig 抗体 – AP 偶联物 10 μL 溶于 5 mL 缓冲液Ⅰ，临用时配制。
缓冲液Ⅳ：NBT 25 μL，BCIP 20 μL，加入 6 mL 缓冲液Ⅱ，临用时配制。

2. 仪器和设备：

硝酸纤维素微孔滤膜（NC 膜），孔径 0.3 μm 或 0.45 μm。
点样抽滤器，电真空抽气泵，电热干烤箱，水浴恒温箱，塑料封口机等。

【实验方法】

1. 取一张硝酸纤维素微孔滤膜置浸膜液浸泡 15 min，使膜片湿透。

2. 抽滤点样：将浸湿的膜片放置在点样抽滤器上，减压抽干，取 50 μL 待检血清点在膜片的凹面，并点上同量 HBV DNA 阳性对照和阴性对照，点样完毕后，关闭抽气泵，小心取下膜片，平铺在滤纸上，置室温晾干。

3. 变性：用变性液湿润一张普通滤纸，然后放上点样膜进行渗透变性处理 20 min。

4. 中和：变性后的膜片先后置中和液Ⅰ和中和液Ⅱ湿润的普通滤纸上，渗透中和处理各 15 min。经上述处理的膜片 pH 为 7.2～7.5。取出 NC 膜置于 pH 7.4 的 0.6 mol/L NaCl – 1 mol/L Tris-HCl 和 pH 7.4 的 1.5 mol/L NaCl – 0.5 mol/L Tris-HCl 分别处理 5～10 min。

5. 膜片置 80 ℃烘干 1 h。

6. 预杂交：将样膜置于塑料夹层内，三面封口，一端开口，应尽量减少塑料袋面积。加入预杂交液 4 mL，赶尽气泡，封口，置 65 ℃温育 5 h（若预杂交液中加有 50%甲酰胺，则 42 ℃温育 2 h）。

7. 杂交：将杂交液瓶置 100 ℃水浴加热变性 10 min 后，立即置冰乙醇浴中冷却 10 min。将预杂交袋剪一小口，挤出预杂交液，加入变性的杂交液 2 mL 或 3 mL，封口，68 ℃温育 24 h（若含 50%甲酰胺，则 42 ℃温育 15～30 h）。

8. 漂洗：杂交完毕后，取出膜片放入平皿，用漂洗液Ⅰ室温漂洗 2 次，每次 40 mL 5 min；再用漂洗液Ⅱ 65 ℃漂洗 2 次，每次 50 mL，15 min。

9. 封闭：膜片用干净滤纸吸干，放入另一塑料袋中，同时放入标准膜片，加入封闭液 5 mL，37 ℃温育 30 min。

10. 亲和：将封闭液回收，取缓冲液Ⅰ 5 mL 洗膜 1 次。加入缓冲液Ⅲ 5 mL，封口，37 ℃温育 30 min。

11. 漂洗：取出膜片置一平皿中，用缓冲液Ⅰ室温洗 2 次，每次 40 mL 15 min，再用缓冲液Ⅱ 40 mL 洗 2 min。

12. 显色反应：将膜片放入另一新塑料袋中，加入新鲜配制的缓冲液Ⅳ 6 mL 封口，37 ℃置暗处避光反应 2～5 h。

13. 终止：弃去显色液，用蒸馏水冲洗膜片。

【实验结果】

出现蓝紫色斑点者为 HBV DNA 阳性，与标准膜片色列比较，可估计血样中 HBV DNA 的含量。如需保存膜片，可置 80 ℃烘干 10 min 后封入塑料袋内干燥保存。

【注意事项】

1. 所用器皿必须洁净，溶液的配制应使用双蒸水。

2. 操作时避免损伤 NC 膜，禁用手直接接触膜片。

3. 预杂交液、杂交液和封闭液可回收重复利用，即每瓶使用 2 次。

4. 夏天时，在步骤 3（变性）中，变性温度应控制在 25 ℃左右，以防水分蒸发提高 pH 导致膜片碎裂。

5. 实验结束后需用次氯酸钠溶液对环境和可能被血污染的物品进行严格消毒。

实验二十九

间接免疫荧光法检测登革病毒抗原
（Detection of Dengue Virus Antigen by Indirect Immunifluorescence Test）

目的要求

了解间接免疫荧光法检测病毒抗原的原理、操作及应用。

实验内容

【实验原理】

荧光素是一种染料，在受到紫外光照射时发出可见的荧光，在一定的条件下，荧光素可与抗体分子结合而不影响该抗体与抗原特异性结合的能力。用荧光素标记的抗体称为荧光抗体。用荧光抗体将标本染色，在带有紫外光的荧光显微镜下观察，便可对标本中的相应抗原进行鉴定和定位。最常用的荧光素有异硫氰酸盐荧光素（FITC）和罗丹明（RB200）等。

【实验材料】

1. 登革病毒抗原玻片、抗登革病毒单克隆抗体、荧光抗体（羊抗鼠 IgG）。
2. PBS、50% 甘油盐水。

【实验方法】

1. 抗原片制备：登革病毒感染蚊 C6/36 细胞，待出现（＋＋）病变时，收集细胞，离心，去上清。用 PBS 稀释细胞到一定浓度（细胞平铺，有重叠），滴在玻片上的小圈里，晾干，丙酮固定，待用。

2. 加抗体：将单克隆抗体倍比稀释（1:80、1:160、1:320……），分别滴加在抗原片的小圈中，同时设 PBS 阴性对照。将玻片置湿盒中，放 37 ℃温箱 30 min。

3. 洗涤：玻片用 PBS 浸洗 3 次，每次 5 min。

4. 加荧光抗体：将荧光抗体稀释（按说明书，约 1:10），并加入 1～2 滴 0.1% 伊文思蓝混匀，滴加在玻片小圈中。将玻片置湿盒中，放 37 ℃温箱孵育 30 min。用 PBS 浸洗 3 次，每次 5 min。

5. 封片：加适量 50% 中性甘油盐水，盖上盖玻片。

6. 观察结果：在荧光显微镜下观察结果。

【实验结果】

全部细胞呈现发亮黄绿色荧光为 ＋＋＋＋；

约 3/4 细胞呈现发亮黄绿色荧光为 ＋＋＋；

约 1/2 细胞呈现发亮黄绿色荧光为 ＋＋；

约 1/4 细胞呈现发亮黄绿色荧光为 ＋。

实验三十

抗 HIV-1 抗体的检测

(Detection of HIV-1 Antibody)

目的要求

熟悉抗 HIV-1 抗体的检测方法及结果判断。

实验内容

一、免疫层析法测定血样中的 HIV-1/2 抗体

【实验原理】

HIV-1/2（人类免疫缺陷病毒 1/2 型）是 AIDS（艾滋病）的病原体，通过性接触、血液及母婴途径传播。HIV 感染人体后，血液中会出现抗 HIV-1/2 特异性 IgG 抗体，检测血液中抗 HIV-1/2 抗体，可了解是否被 HIV 感染。

将血样加入反应条，样品迁移通过结合物包被处，与硒胶体-抗原结合物混合重组结合，此混合物继续迁移通过固相包被的合成肽和重组抗原的患者结果窗口。如果样品中含有 HIV-1/2 抗体，抗体将会与硒胶体-抗原结合，并在患者窗口处被固相包被的合成肽和重组抗原所捕捉固定，形成一条红线。如果样品中不含有 HIV-1/2 抗体，硒胶体-抗原结合物将会通过患者窗口而不与固相包被的合成肽和重组抗原结合，则没有一条红线形成（图 30-1）。为了确保结果有效，在反应条中含有质控条带。此实验常用于对 HIV 感染者进行初筛。

【实验材料】

1. DETERMINE HIV-1/2 血清/血浆/全血分析试剂盒（100 tests）。

2. DETERMINE HIV-1/2 测试板，10 板（10 个测试/板）HIV-1/2 重组抗原和合成肽包被。

3. 1 瓶（2.5 mL）的示踪缓冲液（chase 缓冲液）配置在磷酸缓冲液中，加抗微生物剂。

4. EDTA 毛细管。

【实验方法】

1. 样品采集：本法需采集静脉的血清，血浆或全血。静脉采集人血清，血浆和全血必须在无菌条件下，并避免样品溶血。对全血和血浆样品，必须使用 EDTA 抗凝管。

（1）在采集末梢血样品前，在清洁干燥处放一个 EDTA 毛细管。对成人和 1 岁以下的儿童可选择中指，无名指和食指（任何一个胼胝端）采集，用湿热毛巾或热水

来温暖手增加血液循环。

（2）用酒精清洁手指，然后晾干。

（3）手掌向上，将穿刺针置于指尖，紧靠手指并刺破皮肤，将穿刺针头丢弃于尖锐危险品容器里。

（4）用无菌纱布擦掉第一滴血。

（5）将手指的高度置低于肘部，间歇性的挤压穿刺手指数次，用 EDTA 毛细管吸取血样，避免气泡。

2. 样品保存：

如果血清和血浆样品收集后 7 天内检测，样品须放在 2～8 ℃保存，如果大于 7 天则须冷冻保存，低于 -20 ℃。如果静脉全血样品收集后 7 天内检测，可将样品放在 2～8 ℃保存，但不能冷冻全血样品。末梢全血样品必须马上测定。

3. 测试步骤：

10 条一组的样品反应条可折断并撕开分开单独使用，注意：分开使用时必须从右边开始，左边有试剂批号和有效期。

（1）去掉每个测试条的外包装。

（2）进行检测。

①血清或血浆样品：加 50 μL（精细分液器）样品于样品反应垫中（箭头所指处）。等最少 15 min（最多 60 min）然后读取结果。

②全血样品（静脉血）：加 50 μL（精细分液器）样品于样品反应垫中（箭头所指处）。直至血液吸入样本垫然后加入 1 滴 Chase 缓冲液。等最少 15 min（最多 60 min）然后读取结果。

③全血样品（手指血）：加 50 μL（EDTA 抗凝毛细管）样品于样品反应垫中（箭头所指处）。直至样品被样品反应垫全部吸收后，然后加入 1 滴 Chase 缓冲液。等最少 15 min（最多 60 min）然后读取结果。

注：为确保结果有效，测试条上有"Control"的质控线，当分析结束后质控线没有变红，测试结果无效，必须重测。

【实验结果】

1. 阳性（2 条红线）：患者条带（标有"Patient"）和质控线（标有"Control"）都呈红色被认为是阳性 如有任何可见的红色在患者条带上，也解释为阳性。如图 30 - 2 所示。

2. 阴性（1 条红线）：患者条带（标有"Patient"）无色而质控线（标有"Control"）呈红色被认为阴性。如图 30 - 2 所示。

3. 无效（没有红线）：患者条带和质控线都无色被认为结果无效，即使患者条带有红线，需重做。如图 30 - 2 所示。

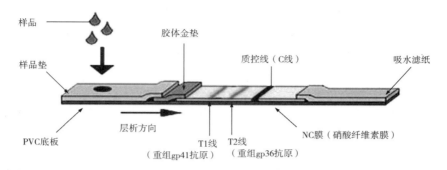

图 30-1 免疫层析法检测血标本中 HIV 抗体的原理示意

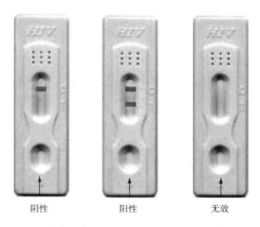

图 30-2 免疫层析法检测血标本的 HIV 抗体结果示意

二、蛋白免疫印迹技术（western blot，WB）检测抗 HIV-1 抗体

【实验原理】

首先将 HIV-1 的蛋白成分通过电泳分开，并将这些蛋白印迹在硝酸纤维膜上，检测时将血清滴加在硝酸纤维膜一同孵育，如待检血清中有抗 HIV-1 的特异性抗体将会结合在硝酸纤维膜上；经漂洗去掉非特异 IgG 后，滴加酶标记的羊抗人 IgG，经过第二次孵育，标记抗体与抗原抗体复合物中的抗体 IgG 结合；洗去未结合的标记抗体后，加底物显色，有抗体结合的硝酸纤维膜上会出现紫蓝色条带，如在 gp120 等处出现条带，根据标准（表 30-1）可判断阳性。

【实验材料】

1. 反应板：含 HIV-1 抗原蛋白印迹的硝酸纤维膜 32 条。
2. 洗液 1 瓶，酶标结合物 1 瓶，底物 1 瓶。
3. 阳性、阴性对照各 1 瓶。

【实验方法】

1. 取出试剂盒,平衡至室温,按待检标本数取出反应板和硝酸纤维膜。
2. 先在反应孔中加入洗液,浸泡硝酸纤维膜 10 min。
3. 吸去洗液,每孔加待检血清 50 μL(同时加阳性、阴性对照),轻摇混匀,室温或 37 ℃放置 15～30 min。
4. 吸去洗液,加洗液洗涤 3 次,每次 5 min。
5. 吸去洗液,每孔加酶标结合物 50 μL,轻摇混匀,室温或 37 ℃放置 15 min。
6. 吸去洗液,加洗液洗涤 3 次,每次 5 min。
7. 吸去洗液,每孔加底物 50 μL,轻摇混匀,室温下放置至阳性对照孔硝酸纤维膜出现紫蓝色条带(约 10 min)。

【实验结果】

1. 显色后在硝酸纤维素膜上,阳性对照和阳性样品的结果可能出现三种区带,即 env 带(gp120、gp41)、pol 带(p51/p61、p32、p11)、gag 带(p24、p17、p7),而且一种带可能如上述出现数条蛋白条带。其分子量大小可用分子量标准对应测得。

2. 确认试验的结果判定可根据 WHO 推荐的标准(表 30 - 1),即阳性:至少 1 条 env 带和 1 条 pol 带;或至少 1 条 env 带和 1 条 gag 带;或至少 1 条 env 带、1 条 gag 带和 1 条 pol 带;或至少 2 条 env 带。可疑:1 条 gag 带和 1 条 pol 带,或分别只有 gag 带或只有 pol 带。阴性:无病毒特异带。

表 30 - 1　WHO 推荐的判定标准

区带(含蛋白种类)	出现条带数							
env(gp120, gp41)	1	1	1	2	0	0	0	0
pol(p51/p61, p32, p11)	0	1	1	0	1	0	1	0
gag(p24, p17, p7)	1	0	1	0	0	1	1	0
结果判断	+	+	+	+	±	±	±	-

附录一

各种临床标本的细菌学检查
(Bacteriological Examination of Clinical Specimens)

一、血液标本

目的要求

1. 掌握血液标本增菌培养技术和常见致病菌的检验方法及鉴定要点。
2. 掌握沙门菌属和葡萄球菌属的鉴定方法。

实验内容

【实验材料】

1. 标本:患者血液。
2. 培养基:胆汁葡萄糖肉汤、硫酸镁葡萄糖肉汤、硫乙醇酸钠肉汤、血琼脂平板、SS 平板、KIA、MIU、甘露醇发酵管、巧克力血琼脂平板等。
3. 试剂:触酶试剂、氧化酶试剂、抗生素纸片、革兰氏染色液等。
4. 其他:沙门菌诊断血清、正常人血浆等。

【实验方法】

1. 标本采集一般在患者发病初期 1~2 天内或发热高峰时采集血液标本。一般在肘静脉采集血液,在采血前局部皮肤应彻底消毒,先用碘酒消毒,然后用 75% 酒精擦拭。对亚急性细菌性心内膜炎等患者,应从肘动脉或股动脉采血为宜。

成人每次采血 5~10 mL,婴幼儿每次采血 1~5 mL,采集的血液立即加入含有增菌肉汤的培养瓶内,迅速轻摇,使之充分混合,以防血液凝固。培养基与血液之比应以 10:1 为宜,以稀释血液中原有的抗生素、补体、抗体和溶菌酶等抗菌物质。

2. 检验程序见附图 1。
3. 常见病原微生物鉴定要点。

(1) 沙门菌属。

1) 形态学检查:采集可疑肠热症患者病程第 1~2 周内静脉血,加入胆汁葡萄糖肉汤增菌瓶和硫乙醇酸钠肉汤增菌瓶中,每天观察培养瓶内培养物有无变化,若胆汁葡萄糖肉汤呈咖啡色、沉淀于管底或黏附于管壁,表示可能有沙门菌生长,应涂片、革兰氏染色,镜检到革兰氏阴性杆菌可做初步报告。

2) 分离培养鉴定。

① 初步鉴定:取疑有细菌生长的增菌液分别接种于血琼脂平板和 SS 平板。经孵育后,沙门菌在血琼脂平板上呈灰白色、湿润、光滑和边缘整齐的较大菌落。在 SS

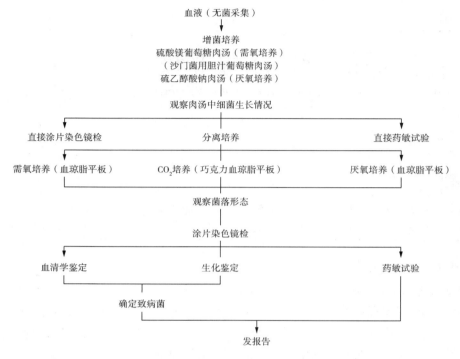

附图1 血液标本细菌学检验流程

选择培养基上呈中等大小的无色透明或半透明菌落。有的沙门菌能产生硫化氢，可使菌落中心呈黑色。挑取可疑的沙门菌落接种 KIA、MIU 培养基，并作触酶、氧化酶和硝酸盐还原试验。凡生化反应符合附表1者，再用沙门菌诊断血清（包括 A－F 群多价 O 血清、Vi 血清、A、B、C 群沙门菌 O、H 单价因子血清及肠炎沙门菌抗血清）做玻片凝集试验后作出初步鉴定。

② 最后鉴定：包括全面生化反应与类似菌的鉴别试验及因子血清凝集试验。最后鉴定方法有 E－15－B 快速生化鉴定系统和肠杆菌科细菌生化编码鉴定管系列及 API 20E 等。也可根据初步鉴定结果，与类似菌进行简易的鉴别试验，如硫化氢阳性、葡萄糖产酸产气，脲酶阴性时，主要考虑沙门菌属和枸橼酸菌属，可作赖氨酸脱羧酶和氰化钾生长试验加以鉴定。如硫化氢阴性，可做以下排除试验：排除氧化酶阳性的菌株，可能是弧菌；排除蔗糖发酵的菌株，可能是埃希菌属或克雷伯菌属；排除糖代谢为氧化型或产碱型的菌株，可能是假单胞菌属或产碱杆菌属；排除吲哚阳性菌株，可能是埃希菌属或变形杆菌属；排除 VP 阳性的菌株，可能是克雷伯菌属。

在排除上述肠道致病菌后，剩下的可能是沙门菌属，进一步用因子血清加以鉴定（附表1）。也可用噬菌体进行鉴定。

附表1 沙门菌的初步鉴定

细菌	KIA				MIU			触酶	氧化酶	硝酸盐还原	诊断血清凝集试验
	斜面	底层	气体	硫化氢	动力	吲哚	脲酶				
甲型副伤寒沙门菌	K	A	+	-/+	+	-	-	+	-	+	A-F-O多价+，A+
乙型副伤寒沙门菌	K	A	+	++	+	-	-	+	-	+	A-F-O多价+，B+
丙型副伤寒沙门菌	K	A	+	++	+	-	-	+	-	+	A-F-O多价+，C+，Vi+
猪霍乱沙门菌	K	A	+	-/+	+	-	-	+	-	+	A-F-O多价+，C+
伤寒沙门菌	K	A	-	+/-	+	-	-	+	-	+	A-F-O多价+，O+，H+，Vi+
其他沙门菌	K	A	+	+	+	-	-	+	-	+	A-F-O多价+，肠炎+

（2）葡萄球菌属。

1）形态学检查：患者静脉血液在硫酸镁葡萄糖肉汤和硫乙醇酸钠肉汤中生长情况观察，必须每天观察1次培养液的变化，如硫酸镁葡萄糖肉汤瓶内出现混浊、溶血及胶冻状凝固，疑为有致病性葡萄球菌生长，应立即做涂片、革兰氏染色镜检，观察是否有革兰氏阳性、葡萄状排列的球菌，涂片发现后应立即向临床初步报告。

2）分离培养鉴定：将疑有细菌的增菌液划线分离血琼脂平板，37℃孵育18~24 h，可见金黄色或白色或柠檬色的不透明大菌落，菌落周围可出现透明溶血环时，挑取菌落涂片、革兰氏染色镜检，并做葡萄球菌的常规鉴定，以确定是何种葡萄球菌。葡萄球菌常规鉴定流程见附图2。致病性葡萄球菌主要鉴定依据是：革兰氏阳性、葡萄串状排列的球菌，金黄色色素、透明溶血环的菌落，血浆凝固酶阳性，发酵甘露醇。

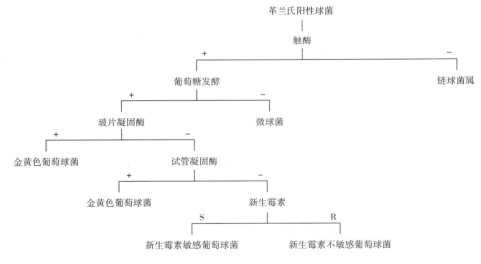

附图2 葡萄球菌常规鉴定流程

【临床意义】

血液培养是菌血症和败血症的细菌学检验方法，已广泛应用于伤寒沙门菌、副伤寒沙门菌、化脓性球菌及其他细菌引起的败血症的诊断。目前引起败血症的病原菌多为耐药性金黄色葡萄球菌和大肠埃希菌，及其他一些革兰氏阴性杆菌。有时，两种以上细菌或细菌和真菌同时或交替引起败血症。此外对血液培养所出现的不常见细菌不能随意判定为污染菌，对检出结果的肯定标准应为：① 2 次培养结果出现同一细菌；②患者于 2～3 周后血中抗体浓度上升时，均应作为败血症的病原菌处理。

【注意事项】

1. 采集患者的血液标本一般应在患者使用抗菌药物前，如果患者已用过抗菌药物，必须在增菌培养液中加入相应的抗菌药物拮抗剂，如已用过磺胺，应在 50 mL 增菌液中加入 2.5 mg 对氨基苯甲酸；已用过青霉素，应在 50 mL 增菌液中加入 100 IU 青霉素酶；已用过其他抗生素，则需用硫酸镁肉汤增菌液。

2. 同一份患者血液标本，必须同时作需氧和厌氧培养，37 ℃孵育 12～18 h 后，在血琼脂平板或巧克力血琼脂平板上盲目传种 1 次，可望提早检出阳性标本。盲目传种后无菌生长，则将增菌培养延长到第 7 天，每天早晨检查有无细菌生长。如发现培养瓶内培养液变混浊、有菌膜、溶血、胶冻状凝固、绿色色素等则表明可能有菌生长，应立即用无菌操作吸取培养液作涂片、革兰氏染色镜检，根据检验结果发出初步报告。根据可疑菌的种类选择合适的培养基分离培养可疑菌，形成菌落后进一步做生化反应、血清学试验和药敏试验等，根据实验结果作出最终报告。

3. 厌氧培养瓶有菌生长，而需氧培养瓶无菌生长，则为专性厌氧菌，作生化反应时必须在厌氧环境下进行。反之，则为专性需氧菌。如果两种培养瓶内均有菌生长，则为兼性厌氧菌。

4. 对疑为波浪热、亚急性细菌性心内膜炎患者的血标本增菌培养时间应延长到第 4 周，方可作出细菌检验结果的阴性报告。

附

临床血标本细菌学检查的病原种类及培养基配制方法

1. 血液标本中常检出的病原微生物。

血液标本中常检出的病原微生物种类见附表 2。

附表 2　血液标本中常见的病原微生物

细菌		其他微生物
革兰氏阳性菌	革兰氏阴性菌	
球菌：金黄色葡萄球菌	球菌：脑膜炎奈瑟菌	钩端螺旋体

续附表 2

细菌		其他微生物
革兰氏阳性菌	革兰氏阴性菌	
表皮葡萄球菌	卡他莫拉菌	回归热螺旋体
A 群、B 群链球菌	杆菌：伤寒和副伤寒沙门菌	立克次体
草绿色链球菌	铜绿假单胞菌	念珠菌
肺炎链球菌	不动杆菌	乙型肝炎病毒
肠球菌	气单胞菌	
厌氧链球菌	流感嗜血杆菌	
杆菌：炭疽芽胞杆菌	胎儿弯曲菌	
产气荚膜梭菌	鼠疫耶尔森菌	
丙酸杆菌	类杆菌	
	梭杆菌	

2. 硫酸镁酚红葡萄糖肉汤。

牛肉膏	0.5 g
蛋白胨	1 g
NaCl	0.5 g
葡萄糖	0.3 g
柠檬酸钠	0.3 g
酚红溶液	0.6 mL
5 g/L 对氨基苯甲酸水溶液	1 mL
247 g/L $MgSO_4 \cdot 7H_2O$ 水溶液	2 mL
青霉素酶	100 IU
蒸馏水	100 mL

除酚红和青霉素酶外，其余成分加热溶解，调整 pH 为 7.4，再加入酚红指示剂混匀，分装到带有翻口橡皮塞的小盐水瓶内，每瓶 50 mL，用铝盖压封，103.43 kPa 高压灭菌 15 min 后备用。使用时，每瓶加入青霉素酶 50 IU，无菌试验后使用。

柠檬酸钠为抗凝剂，不使血液凝固。对氨基苯甲酸用以消除血液中磺胺类药物的作用，有利于病原菌生长；硫酸镁能破坏血液中存在的新霉素、多粘霉素及链霉素等；青霉素酶能破坏血液中的青霉素。

3. 胆汁葡萄糖肉汤。

猪（或牛）胆汁	500 mL
营养肉汤	500 mL
葡萄糖	5 g

将葡萄糖溶于营养肉汤后，再分别将葡萄糖肉汤和胆汁经 103.43 kPa 高压灭菌

15 min，将上述两液等量混合，分装试管，每管 10 mL，无菌检测后，贮于 4 ℃ 冰箱内备用。

此培养基适用于沙门菌感染患者血液增菌培养，每管接种血液 2.5 mL。

4. 硫乙醇酸钠肉汤

硫乙醇酸钠	0.1 g
琼脂	0.05 g
葡萄糖	1 g
2 g/L 美蓝水溶液	0.1 mL
牛肉汤	100 mL

除美蓝液外，其他成分加入牛肉汤中，加热使其溶解，调整 pH 至 8.0，加入美蓝水溶液摇匀混合后，再用滤纸过滤，分装试管，每管 10 mL，经 103.43 kPa 高压灭菌 20 min 后备用。

此培养基主要用于分离培养厌氧菌，但需氧菌也可生长。需氧菌在培养基上层生长，而厌氧菌在培养基下层生长。

硫乙醇酸钠为还原剂，能使美蓝还原，由蓝色变为无色，并吸收空气中的氧而被氧化，使培养基成为无氧状态。在有氧情况下呈黄绿色，使培养基表面呈绿色。在培养基储存期中，上层绿色扩散占培养基的 1/5 时，则需在使用前煮沸 10 min，以恢复其厌氧性，但不可多次加热。此培养基要尽量新鲜使用。

二、粪便标本

目的要求

1. 掌握粪便标本的细菌学检验程序。
2. 熟悉粪便标本的采集及转运方法。

实验内容

【实验材料】

1. 标本：粪便标本或肛拭子（可采用模拟标本）。
2. 培养基：SS 琼脂平板或麦康凯琼脂平板、KIA、MIU 斜面培养基或 IMViC 试验用培养基、GN 增菌液、碱性蛋白胨水、庆大霉素琼脂平板或碱性琼脂平板、副溶血性弧菌选择性琼脂平板。
3. 试剂：柯氏试剂、40～100 g/L KOH、甲基红试剂、志贺菌诊断血清、革兰氏染色液、O139 及 O1 群霍乱弧菌诊断血清、乙醇或甲醇等。
4. 其他：玻片、生理盐水、显微镜等。

【实验方法】

1. 标本采集。

（1）自然排便采集法：取新鲜粪便 2～3 g 放入无菌容器内送检。若疑为痢疾患者可挑取脓血便或黏液便送检，液体粪便则可取絮状物。若疑为霍乱患者，应置于碱性蛋白胨水中。如作厌氧菌检查时，最好立即送检，此外疑有耶尔森菌或弯曲菌等标本应置于运送培养基中送检。

（2）直肠拭子法：在不易获得粪便时或排便困难的患者及幼儿可采用此法采便。其方法是将拭子前端用无菌甘油或生理盐水湿润，然后插入肛门 4～5 cm（幼儿 2～3 cm）处，轻轻在直肠内旋转，擦取直肠表面黏液后取出，盛于无菌试管中或保存液中送检。

2. 检验程序：粪便标本及肛拭子的细菌学检验程序见附图 3。

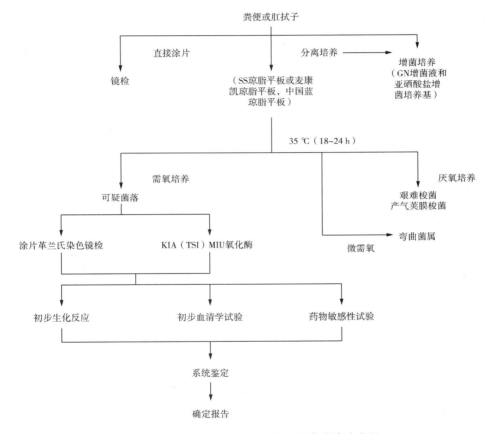

附图 3　粪便标本及肛拭子标本的细菌学检验流程

3. 常见病原微生物鉴定要点。

（1）志贺菌属。

1）形态学检查：将含志贺菌的斜面培养物进行涂片革兰氏染色镜检，本菌为革兰氏阴性杆菌。

2）分离培养鉴定：取脓血或黏液样粪便或直肠拭子直接划线接种于强、弱选择培养基各 1 个（即 SS 琼脂平板及中国蓝琼脂平板）进行分离培养，37 ℃孵育 18～

24 h。并同时接种于志贺菌增菌液（GN 增菌液），置 37 ℃培养 6 h，再分别转种上述平板进行分离培养，置 37 ℃孵育 18～24 h，观察有无可疑菌落。志贺菌在 SS 琼脂平板及中国蓝平板上，由于不发酵乳糖，形成无色、透明或半透明菌落。如发现此种菌再移种。

以接种针挑取在 SS 琼脂平板及中国蓝琼脂平板上的可疑菌落两个以上，分别移种于克氏双糖铁琼脂（KIA）斜面和尿素 - 动力 - 吲哚（MIU）培养基上。37 ℃孵育 2～4 h，观察脲酶结果，如为阳性，则可能是变形杆菌，弃去 KIA 和 MIU。如脲酶试验阴性，则继续孵育过夜，观察初步生化反应，按附表 1 所示进行筛选。

3）血清学检查：凡 KIA 和 MIU 反应符合志贺菌属者，取 KIA 上菌落与志贺菌属 4 种多价血清及 5 种志贺菌诊断血清做玻片凝集试验，如对多价血清凝集并对 5 种诊断血清之一发生凝集，一般可作出初步诊断，发出报告。

进一步用生化反应证实并以志贺菌分型血清做玻片凝集试验，得出最后鉴定。

如初步生化反应符合志贺菌属，但与二者的诊断血清或因子血清不发生凝集时，则将待检菌液隔水煮沸 1 h 以破坏 K 抗原，再作凝集试验，进一步增加生化反应项目。

（2）弧菌属：弧菌的鉴定分两步，首先应与相近菌相区别，定属后再作种的鉴定。

与相似的菌属区别：弧菌属归弧菌科。本科中还有气单胞菌属、邻单胞菌属及不凝集弧菌属和副溶血性弧菌属，均为氧化酶试验阳性。它们之间的区别见附表 3。

附表 3　弧菌科 3 个菌属特性的区别

特性	弧菌属	气单胞菌属	邻单胞菌属
甘露醇	＋／－	＋	－
鸟氨酸	＋／－	－	＋
精氨酸	＋／－	＋／－	＋
嗜盐性	＋／－		
O/129 敏感	S	R	S
TCBS 生长	＋	－	－

1）霍乱弧菌：目前，我国临床细菌室对霍乱弧菌的鉴定也只作初步鉴定，具体步骤如下：

①形态学检查。

染色检查：取急性患者水样便或米泔水样粪便絮状物或黏液部分涂片 2 张，干燥后，用乙醇或甲醇固定，分别作革兰氏染色及 1∶10 稀释的石炭酸复红染色，用油镜检查，若发现革兰氏阴性弧菌且呈鱼群状排列的细菌即可作出初步报告。

悬滴检查：取疑是霍乱弧菌感染患者水样便标本，制备成悬滴标本或压滴标本 2 份。其中 1 份加 1 滴不含防腐剂的霍乱弧菌多价诊断血清（效价为 1∶64），另 1 份不加。立即镜下观察，若不加血清的标本细菌运动活泼如穿梭样；加血清的标本，细菌运动停止并凝集成块为制动试验阳性，具有诊断价值。

②分离培养鉴定：疑为霍乱弧菌的粪便可直接接种于碱性蛋白胨水和庆大霉素琼脂平板进行分离培养。37 ℃培养 18～24 h 观察结果。

③初步生化反应：氧化酶＋，吲哚－，黏丝试验＋。

④血清学反应：根据霍乱弧菌在各种选择平板上的生长特点，挑取可疑菌落进行鉴定。以血清学（玻片凝集试验）为主。在碱性琼脂平板或庆大霉素琼脂平板上挑选光滑、湿润、透明、褐色、草帽状菌落，直接与霍乱弧菌多价"O"抗血清（即 O1，O139 群霍乱弧菌血清）做玻片凝集试验。诊断血清应稀释成 1∶32～1∶64 效价使用。阳性结果一般在 10 s 内出现肉眼可见的明显凝集，同时用生理盐水和阳性菌株作对照。

2）副溶血性弧菌。

①形态观察：本菌为革兰氏阴性无芽胞细菌，常有两极浓染，鞭毛染色可有两种情况，一种为周毛，另一种为极生鞭毛。形态多形，表现为杆状、棒状，菌体略弯曲。

②分离培养检查：将本菌接种于副溶血性弧菌选择平板上或 TCBS 选择培养基上。经 37 ℃孵育 18～24 h。结果为在副溶血性弧菌选择平板上形成圆形、边缘整齐、隆起的、混浊、无黏性、绿色、湿润的中等大小的菌落。在 TCBS 平板上，菌落为绿色或蓝绿色的较小菌落。

【临床意义】

在健康人肠道内存在着大量的正常菌群。这些菌群的细菌种类受食物等因素影响。人乳喂养的婴儿肠道内以革兰氏阳性菌为主，成人的肠道内以革兰氏阴性菌占优势，这类细菌一般不引起疾病，一旦肠道发生病理改变时，细菌就可能侵入病变部位而引起疾病，如腹膜炎、泌尿系统感染、败血症等。

引起感染性腹泻的病原微生物中，细菌主要有：①引起产毒素型腹泻的霍乱弧菌、产肠毒素型大肠埃希菌、嗜水气单胞菌等；②引起侵袭型腹泻的志贺菌、致病性大肠埃希菌、侵袭性大肠埃希菌、小肠结肠炎耶尔森菌、空肠弯曲菌；③引起食物中毒的沙门菌、副溶血性弧菌、金黄色葡萄球菌、蜡样芽胞杆菌、A 型产气荚膜梭菌、肉毒梭菌；④引起假膜性肠炎的艰难梭菌或金黄色葡萄球菌；⑤引起慢性腹泻的结核分枝杆菌。

【注意事项】

1. 粪便标本中含有很多杂菌，但也应该在标本采集过程中注意无菌操作，防止杂菌污染。

2. 为提高检出阳性率，最好采集新鲜粪便，采集脓血便或黏液便，陈旧标本影响检出率。另外床边接种可提高检出率。

3. 腹泻患者应在急性期（3 天以内）采集标本，这样可提高检出率。

4. 因药物对细菌的检出率有很大影响，所以最好用药前采集标本。

5. 用于厌氧菌培养的标本，应尽量避免接触空气，最好立即培养。若不能立即培养，则将粪便标本置入无氧容器内，于 4 ℃保存并不得超过 24 h。不可采用冷冻（-20 ℃～-80 ℃）保存。

临床粪便标本细菌学检查的病原种类及培养基配制方法

1. 粪便标本中常见的病原微生物。

人类肠道中细菌种类繁多，数量亦多，但大多为非致病菌或机会致病菌。肠道致病菌主要有沙门菌、志贺菌、霍乱弧菌等。

2. GN 增菌液（供粪便标本增菌培养志贺菌属细菌用）。

胰蛋白胨	20.0 g
葡萄糖	1.0 g
甘露醇	2.0 g
柠檬酸钠	5.0 g
无水磷酸二氢钾	1.5 g
去氧胆酸钠	0.5 g
无水磷酸氢二钾	4.0 g
NaCl	5.0 g
蒸馏水	1 000 mL

将各成分溶于水中，调整 pH 为 7.0，分装试管内，每管约 5 mL。68.95 kPa 高压灭菌 15～20 min，于冰箱中保存备用。

3. 亚硒酸盐（SF）增菌（用于粪便、肛拭增菌培养沙门菌属细菌用）。

蛋白胨	5.0 g
亚硒酸钠	4.0 g
乳糖	4.0 g
磷酸氢二钠	4.5 g
磷酸二氢钠	5.5 g
蒸馏水	1 000 mL

先将亚硒酸钠溶于 200 mL 水中（不可加热）。再将其他成分混合于约 800 mL 水中，加热溶解。然后再将上述两液混合，充分摇匀，矫正 pH 至 7.1，分装试管，每管约 10 mL，用流通蒸气 100 ℃灭菌 15～20 min 后备用。

注：用时粪便标本与增菌液比例为 1∶10，增菌液 pH 必须为 7.1，否则为棕黄色沉淀。

4. 副溶血性弧菌选择性琼脂平板。

| 蛋白胨 | 20.0 g |

琼脂	17.0 g
NaCl	40.0 g
1∶10 000 结晶紫溶液	5.0 mL
蒸馏水	1 000 mL

将以上成分（除结晶紫外）加热溶化于蒸馏水中，校正 pH 值为 8.7（加 300 g/L KOH），煮沸过滤后加入结晶紫液，103.43 kPa 高压灭菌 30 min，倾注无菌平板备用。

5. 碱性胆盐琼脂平板（TCBS）。

蛋白胨	10.0 g
酵母膏粉	5.0 g
硫代硫酸钠	10.0 g
柠檬酸钠	10.0 g
牛胆盐	8.0 g
蔗糖	20.0 g
柠檬酸铁	10.0 g
麝香草酚蓝	0.04 g
溴麝香草酚蓝	0.04 g
琼脂	14.0 g
蒸馏水	1 000 mL

将以上成分除指示剂及琼脂外，将各成分加热溶解于蒸馏水中，调 pH 8.6，然后加入指示剂及琼脂，煮沸使完全溶解。不需灭菌，倾注平板。供霍乱弧菌及副溶血性弧菌的分离培养用。

三、尿液标本

【目的要求】

1. 掌握尿液标本的采集方法。
2. 掌握尿液标本的常见细菌学检验程序。
3. 掌握尿液标本的细菌计数方法。

【实验材料】

1. 标本：无菌采集的患者中段尿。
2. 培养基：血琼脂、麦康凯平板及各种常见鉴定培养基。
3. 试剂：革兰氏染色液及其他鉴定试剂。
4. 其他：无菌吸管、载玻片、盖玻片、普通光学显微镜等。

【实验方法】

1. 标本的采集：正常人的尿液是无菌的，但在外尿道除有正常菌外还有机会致病菌的寄居，如大肠埃希菌、表皮葡萄球菌、肠球菌等。而这些细菌又是尿路感染中常见的病原菌，故采集尿液标本时应严格无菌操作。根据感染部位不同，标本采集方法常有下列 5 种：

（1）导尿法：采取导尿管导尿，是一种较好的无菌采集法。取 10～15 mL 尿液盛于无菌容器中送检。

（2）中段尿采集法：是临床上常采用的方法。女性患者先以肥皂水或 1∶1 000 高锰酸钾水溶液冲洗外阴部及尿道口；男性患者应翻转包皮冲洗，用 1∶1 000 新洁尔灭消毒尿道口，用无菌生理盐水或无菌水冲去消毒液，再用灭菌纱布擦干，让患者排尿，弃去前段尿，收集中段尿 10～20 mL，盛于无菌容器内，立即加盖送检。

（3）肾盂尿采集法：由泌尿科医生在膀胱镜下分别采集左右侧输尿管的尿液，并做好标记，以防左右侧错位，尿液采集量不少于 1 mL。

（4）膀胱穿刺采集法：在患者耻骨上膀胱区用碘酒、酒精消毒（要求患者不排尿充盈膀胱），以无菌针筒作膀胱穿刺，抽取尿液后，针头插入橡皮塞送检。此法主要用于厌氧培养。

（5）留尿法：疑为泌尿道结核患者，可用一洁净容器，留取 24 h 尿液，取其沉淀部分盛于清洁瓶内送检。

在临床细菌学检验中，尿液标本的采取除婴儿外，一般均使用导尿法。目前国内各化验室多用中段尿，个别病例也可行膀胱穿刺术。对于确定肾脏感染与否，用导尿法采集标本进行检查有一定价值。

2. 检验程序（附图 4）。

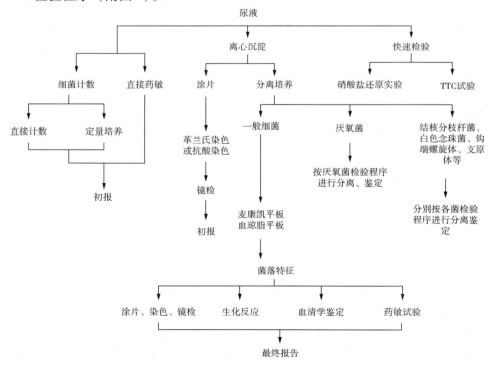

附图 4　尿液标本细菌学检验流程

3. 常见病原微生物的鉴定要点。

（1）大肠埃希菌。

1）形态学检查：用无菌方法吸取尿液 10～15 mL，置于无菌试管内，经 3 000 r/min 离心 10～20 min，倾去上清液，取沉淀物涂片，然后以火焰固定，革兰氏染色镜检。根据其形态染色特点，可得出初步报告："找到革兰氏阴性杆菌"。涂片检查无诊断意义，但可作为进一步检查的参考。

2）分离培养鉴定：①培养检查：取沉淀物接种于血琼脂平板及肠道弱选择培养基（麦康凯或中国蓝）平板上，经 37 ℃ 18～24 h 孵育后，观察菌落形态。②生化反应检查：从麦康凯平板上挑取可疑菌落作纯培养后，进行生化反应检查。

在临床常规检验中一般做到初步鉴定即可，必要时可按《Bergey 系统细菌学手册》所列生化反应作出最后鉴定。或使用细菌的自动化鉴定系统如 Sceptor 细菌鉴定仪，也有用肠杆菌科鉴定用试剂盒，依据反应结果，通过编码检索（输入微机程序或查编码手册）后作出最终的鉴定。

（2）肠球菌。

1）形态学检查：用无菌方法吸取尿液 10～15 mL，置于无菌试管内，经 3 000 r/min 离心 10～20 min，倾去上清液，取沉淀物涂片，革兰氏染色，为革兰氏阳性球菌、无芽胞。可初步报告："找到革兰氏阳性球菌"。涂片检查无诊断意义，但可作为进一步检查的参考。

2）分离培养鉴定：①培养检查：将接种环灭菌后挑取沉淀物，接种到血琼脂平板上，37 ℃ 孵育 18 h 后，形成灰白色、不透明、光滑、湿润、边缘整齐的菌落。菌株不同，可有不同的溶血现象。根据菌落生长情况，挑取可疑菌落，涂片检查和纯培养后，进一步作生化鉴定。②生化反应检查：经 24 h 孵育后，根据菌落形状、涂片染色、触酶试验阴性、Optochin 敏感试验阴性、胆汁七叶苷试验阳性和 65 g/L 氯化钠耐受试验阳性等鉴定依据，即可报告为"检出肠球菌"。

4. 尿液细菌计数。

（1）操作方法。

1）直接计数：将尿标本充分混匀，用毛细滴管取 1 滴尿于洁净载玻片上，覆以盖玻片置 400 倍相差显微镜下观察。计数的同时还可观察细菌的形态及运动性。

2）定量接种法：用定量接种环沾取尿液，在血琼脂平板上作均匀的划线接种，然后置于 37 ℃ 孵育 18～24 h 计数菌落。

每毫升尿液的菌数 = 平板上菌落数 × 1/接种环含尿量（mL）。

如定量接种环含量为 0.002 mL，平板菌落数为 100 个，则每毫升尿液的菌数 = 100 × 1/0.002 = 50 000 个。

3）倾注平板法：①取新鲜尿液摇匀后，用无菌生理盐水或肉汤稀释成 1∶10、1∶100、1∶1 000、1∶10 000、1∶100 000 等不同稀释度，充分摇匀备用。②用无菌刻度吸管准确吸取上述各不同稀释度的尿液各 1 mL，分别加入已写有标记的 9 cm 直径的无菌平皿内（每一稀释度，应换吸管 1 支）。③将已熔化并冷却至 45～50 ℃ 的普通琼脂倾入无菌平皿内，轻轻摇匀。待凝固后，置37 ℃孵育24～48 h后观察结果。
④一般选择菌落数在30～300之间的平板作菌落计数，取其平均数。

每毫升尿液细菌数 = 菌落数 × 尿液稀释度

（2）判定标准：尿液标本中细菌的计数，主要是根据尿中细菌的多少来判断是否感染。一般认为，细菌计数 < 10/mL 时为污染，> 10^5/mL 为感染，10^4～10^5/mL 为可疑。

在判断结果时还应考虑以下情况：

1）当菌数太少时，应排除下列因素：①早期用药的抑菌作用；②使用利尿剂及输液后的稀释作用；③由于输尿管梗阻造成带菌尿不易进入膀胱；④尿液的pH值小于5.0或大于8.5时不利于细菌生长；⑤某些菌株繁殖力较低。

2）尿液稍偏碱性，又含一定量细菌的营养物质，因此它又是细菌的良好培养基。如果少量细菌由肾脏排出，在膀胱中停留8～12 h即可繁殖到10^6个/mL。因此在解释尿液中的细菌学所见时，应注意下述几点：①收集尿液的方法是否准确；②充分考虑"时间因素"的重要性；③尿液pH对细菌生长繁殖的影响；④注意区别污染尿和真性菌尿。一般革兰氏阴性杆菌生长快而革兰氏阳性球菌如肠链球菌生长较慢，故菌数少。在同一时间内细菌繁殖数应该是革兰氏阴性杆菌 > 葡萄球菌 > 肠链球菌。

在实际工作中尿液的细菌分离培养鉴定与细菌计数必须同时进行，综合考虑以作出最后诊断。

【临床意义】

肾盂肾炎和膀胱炎中的致病菌为大肠埃希菌、粪肠球菌、金黄色葡萄球菌、产气肠杆菌、变形杆菌属及铜绿假单胞菌、腐生葡萄球菌和不动杆菌属。泌尿道厌氧菌感染中以厌氧性球菌为最多，应结合菌落计数进行分析：计数 > 10^5/mL（革兰氏阴性杆菌）或 > 10^4/mL（革兰氏阳性球菌）时可肯定为病原菌。尿路感染而菌数又少于10^5/mL时见于下列情况：①已应用抗菌药物；②尿的浓度有较大变化时，如通过利尿剂的使用；③尿频；④病原菌发育要求条件高；⑤球菌所引起的菌尿。

急性尿道炎或尿道周围炎可单独由淋病奈瑟菌感染或与葡萄球菌、链球菌混合感染，也可由沙眼衣原体或解脲脲原体引起。肾和膀胱结核于尿内检出结核分枝杆菌具有诊断价值。真菌感染常由假丝酵母菌（念珠菌）引起。全身性隐球菌病亦可侵及肾脏，可自尿中培养出新生隐球菌。钩端螺旋体病的菌尿期可由尿中分离出钩端螺旋体。

【注意事项】

1. 尿液标本的采集和培养必须注意避免杂菌污染，应严格无菌操作。
2. 标本采取后应立即送检和接种，因放置时间长杂菌容易在尿液标本中生长繁殖，影响诊断（如不能立即送检应放在冰箱，但不得超过2 h）。
3. 尿液标本中不得加入防腐剂及消毒剂，否则会影响阳性检出率。
4. 标本应在患者使用抗生素前采取。
5. 通常取晨尿为佳。

附

尿液标本中常见的病原微生物

尿液标本中常检出的病原微生物种类见附表4。

附表4 尿液标本中常见的病原微生物

革兰氏阳性菌	革兰氏阴性菌	其他
金黄色葡萄球菌、表皮葡萄球菌、肠球菌、厌氧性链球菌、结核分枝杆菌	淋病奈瑟菌、卡他莫拉菌、大肠埃希菌、变形杆菌、肺炎克雷伯菌、产气肠杆菌、沙门菌属、铜绿假单胞菌、沙雷菌、类杆菌等	白色念珠菌、放线菌、诺卡菌、钩端螺旋体、梅毒螺旋体等

四、痰液和呼吸道标本

目的要求

1. 掌握上呼吸道标本（喉拭及鼻咽拭子）和下呼吸道标本（痰液及支气管分泌物）的细菌学检验程序。
2. 了解呼吸道标本和痰标本的采集方法及处理。

【实验材料】

1. 标本：临床痰标本或模拟痰标本，咽喉拭标本、无菌棉拭。
2. 培养基：血平板、罗氏培养基、各种糖发酵管。
3. 试剂：革兰氏染液、齐-尼染色液、金胺O荧光染色液、4% NaOH、无菌载玻片、无菌试管、滴管等。

【实验方法】

1. 标本采集。

（1）鼻咽部标本的采集：用于采集标本的拭子，应是用金属或木制的一端卷以脱脂棉的棉拭子。鼻咽拭子是一端弯曲的金属棉拭子，拭子应置于试管内，经高压灭菌后备用。采集标本时患者先用清水漱口，对光而坐，头部上仰口张大，用压舌板轻轻压舌根，直接用棉拭子在患者咽后壁、悬雍垂后侧反复涂抹数次。

拟检查白喉棒状杆菌时，如在咽部肉眼见有明显发红或伪膜存在时，应在局部涂抹。取材后小心地将拭子退出，立即放入无菌试管内，对无局部病变或做带菌者检查时，则应于咽部或扁桃腺上擦拭。

拟检查百日咳鲍特菌或脑膜炎奈瑟菌时，应从鼻咽部采集标本。即用无菌的鼻咽拭子由口腔进入伸向鼻咽部，到达咽后壁涂擦取标本，对患百日咳患儿做标本培养时可采用咳碟法。

拟检查麻风分枝杆菌时，可采取鼻黏膜拭子标本，即用无菌棉拭子用力擦拭鼻中隔直至微有出血为止。

（2）痰液标本的采集。

1）自然咳痰法：首先让患者用清水漱口数次，以除去口腔内大量杂菌，让患者用力自气管深部咳出痰液吐至无菌容器中。若患者痰量较少，需要检查痰中结核分枝杆菌时，则应收集 24 h 痰液。

2）气管镜采集法：用气管镜在肺内病灶附近用导管吸引或用支气管刷直接取得。

3）小儿取痰法：用弯压舌板向后压舌，用棉拭深入咽部，小儿经压舌后刺激咳嗽时，可喷出肺部和气管分泌物，粘在棉拭上，取出检查。

4）气管穿刺法：通过气管穿刺取得的痰液主要用于厌氧培养。

5）胃内采痰法：结核患者尤其是婴幼儿患者不会咳痰，且有时把痰误咽入胃内，因而可采胃内容物作结核菌培养，其阳性结果比咯痰高 10% 左右，该方法于清晨空腹时，将胃管从鼻腔送入胃内，用 20 mL 注射器抽取胃液。

2. 检验程序（附图 5）。

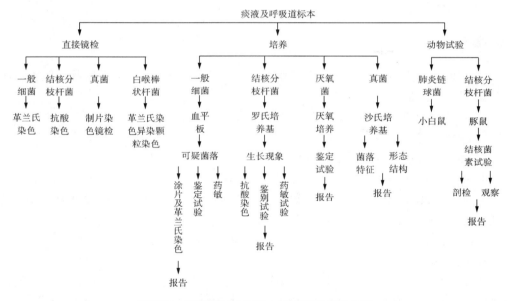

附图 5　痰液及呼吸道标本的细菌学检验流程

3. 常见病原微生物的鉴定要点。

（1）链球菌属。

1）形态学检查法：标本采集后涂片，革兰氏染色，镜检。若见矛头状成双排列、尖端相背的革兰氏阳性球菌，有明显荚膜，可初报"找到革兰氏阳性双球菌，形似肺炎链球菌"；若见革兰氏阳性链状排列的球菌，可初报"找到革兰氏阳性球菌，形似链球菌。"

2）分离培养鉴定：将标本接种血平板，37 ℃培养 24 h 后，观察菌落特征和溶血情况，链球菌菌落一般均较细小，透明或半透明，似针尖状，但有时也有扁平、较大不透明菌落。菌落周围可出现α-溶血、β-溶血，也可不出现溶血环。

甲型溶血性链球菌和肺炎链球菌均产生α-溶血，它们的菌落很相似，可作Optochin敏感试验进行鉴别。如对Optochin敏感，可报告"检出肺炎链球菌"。

乙型溶血性链球菌的β-溶血环与溶血性嗜血杆菌及副流感嗜血杆菌的溶血环相似，必须加以区别，可涂片做革兰氏染色加以区别，或移种于葡萄糖肉汤培养过夜后，再作涂片染色镜检予以区别。确定为乙型溶血性链球菌后，可作杆菌肽敏感试验进行分群，A群链球菌对杆菌肽敏感，而B、C、D群则对杆菌肽耐药。根据以上鉴定要点，可报告"检出A群链球菌"等。

（2）结核分枝杆菌。

1）形态学检查法。

（a）直接涂片检查：取痰液标本在洁净的玻片上涂成厚度适宜的均匀薄膜，自然干燥、火焰固定后做抗酸染色镜检。如见蓝色背景中有红色抗酸杆菌时，可初报："找到抗酸杆菌"。

数量估计："＋＋＋＋"多数视野见10个或10个以上抗酸杆菌；"＋＋"多数视野能见1~9个抗酸杆菌；"＋"全片见10个或10个以上抗酸杆菌；"少"全片见3~9个抗酸杆菌；"－"仔细检查全片未见抗酸杆菌。

（b）集菌法涂片检查：常用者有沉淀集菌法和漂浮集菌法。沉淀集菌法是将标本用20 g/L的NaOH消化，置37 ℃ 30 min；或高压灭菌后，3000 rpm离心30 min，取沉渣涂片，抗酸染色镜检，报告方法同直接涂片。

（c）荧光显微镜检查：制片同前，用金胺"O"染色，在荧光显微镜下见黑色背景中有黄色荧光杆菌，报告"检出抗酸杆菌"。

2）分离培养鉴定。

（a）培养前处理：取痰标本2 mL，以无菌手续移入15 mm×150 mm无菌试管中（内有玻璃珠），加入约5倍标本量的4% NaOH，振荡试管，使均匀混合，然后将此试管置37 ℃水浴箱中消化20 min，每隔5 min从水浴中取出用力振摇，20 min后完全消化可用于接种。

（b）培养鉴定：用无菌滴管反复吹吸已消化的痰液标本数次，使均匀混合，然后以无菌刻度吸管吸出消化液0.1 mL滴入罗氏培养基及苏通液体培养基各2支。接种罗氏培养基时，应从培养基斜面的尖端逐滴徐徐加入，任其沿培养基的表面自然流下，接种后，试管在37 ℃平卧孵育一周后再直立于试管架上。每周观察1次两种培养基上的生长情况，直至8周。根据细菌在两种培养基上生长情况，结合涂片染色镜检结果及生化试验作出报告，即"检出结核分枝杆菌"或"经8周培养无结核分枝杆菌生长"。也可用BACTEC 460 TB系统或PCR对结核分枝杆菌进行鉴定。

（3）流感嗜血杆菌。

1）形态学检查法：痰或鼻咽分泌物标本涂片染色，如见革兰氏阴性小杆菌或多形态杆菌，可疑为本菌，必须进行培养和其他鉴定。

2）分离培养鉴定：将标本接种于血平板或巧克力（色）平板，37 ℃培养24 h，形成露滴状菌落，取菌落涂片染色为革兰氏阴性细小杆菌，"卫星试验"阳性，生长需要 X、V 因子，可报告"检出流感嗜血杆菌"。

（4）克雷伯菌属。

1）形态学检查法：标本直接涂片镜检，为单独、成双或短链状排列，有明显的荚膜，染色可见革兰氏阴性短杆菌或球杆菌。

2）分离培养鉴定：标本接种于血平板上，37 ℃孵育 24 h 形成灰白色，大而黏、不溶血菌落，相邻菌落易于融合，用接种环触之可拉丝。在麦康凯平板上分解乳糖，菌落较大肠埃希菌菌落大，光亮色调浅淡。取可疑菌落涂片染色为有荚膜的革兰氏阴性短杆菌，氧化酶阴性，取此菌落移种 KIA、MIU 等作初步鉴定，动力、鸟氨酸脱羧酶均阴性，而尿素酶（脲酶）、硝酸盐还原均阳性者，可报告"检出克雷伯菌"。克雷伯菌属 4 个种的鉴定关键试验为吲哚试验和生长温度，如吲哚阴性、不能在 10 ℃ 生长，可报告"检出肺炎克雷伯菌"。

（5）不动杆菌属。

1）形态学检查法：取痰液标本涂片，革兰氏染色，可查见革兰氏阴性常成双排列的球杆菌或球菌，形态类似奈瑟菌。

2）分离培养鉴定：标本接种血平板，37 ℃孵育 18～24 h，形成圆形、灰白色、光滑、边缘整齐，直径 2～3 mm 的菌落，挑可疑菌落涂片染色，若为革兰氏阴性双球菌，不发酵葡萄糖，氧化酶阴性，动力阴性，硝酸盐还原试验阴性，可报告"检出不动杆菌"，鉴定为不动杆菌后，可按不动杆菌属 6 个种的生物学特性进行种的鉴定，6 个种的主要鉴别试验为：对生长温度的不同要求，溶血、明胶液化、葡萄糖、乳糖氧化，以及柠檬酸盐试验等。

【临床意义】

上呼吸道常居菌群在正常情况下是不致病的，但在机体全身或局部抵抗力减低或其他外因条件影响下，往往可以侵入下呼吸道而引起感染。常见的感染菌为厌氧菌、需氧菌、白喉棒状杆菌、金黄色葡萄球菌、A 群链球菌、百日咳鲍特菌和梭杆菌等。

下呼吸道感染均用痰液标本进行检验，痰液标本的细菌学检验必须区分是病原菌还是上呼吸道的正常菌群。一般认为肯定标准是：3 次培养均为同一微生物，结核分枝杆菌、放线菌、诺卡菌以及嗜肺军团菌等从痰液中检出具有重要临床意义。

【注意事项】

1. 标本采取前数小时不得用消毒药物漱口或涂抹病灶局部。

2. 用棉拭子采集鼻咽部标本时采集部位应准确，避免触及舌、口腔黏膜和唾液，以防污染。

3. 采集扁桃体部位的标本时，应以小窝为宜。

4. 痰液标本的采集以清晨为佳，因此时患者痰量较多且含菌量也多。

5. 标本采集后要及时送检，尤其是鼻咽部的拭子更应防止干燥，若不能立即接种可将其置于灭菌肉汤管内避免由于干燥而使某些细菌死亡。作结核分枝杆菌或真菌培养的痰液如不能及时送检，应放入冰箱贮存，以防杂菌生长。

五、脑脊液标本

正常人的脑脊液是无菌的，故在脑脊液中检出细菌（排除标本污染），都应视作致病菌。因为这类患者一般都较严重而危急，而且由于引起脑膜炎的细菌种类不同，而治疗、处理及预后均不相同。因此，必须确定细菌的种别。

标本采集应由临床医师完成，以无菌手续，由腰椎穿刺采集脑脊液 3～5 mL 于无菌试管内（做厌氧菌培养时标本应注入厌氧瓶内），因为某些病原菌如脑膜炎奈瑟菌离体后迅速自溶，标本采集后应立即送检（必要时作床边接种），以免病原菌死亡。脑脊液中常见的病原菌有：脑膜炎奈瑟菌、肺炎链球菌、流感嗜血杆菌、金黄色葡萄球菌、大肠埃希菌、铜绿假单胞菌、结核分枝杆菌、新生隐球菌；此外，还可见产单核细胞李斯特菌、A 群链球菌、变形杆菌、厌氧菌等。

脑脊液标本病原菌检验程序见附图 6。

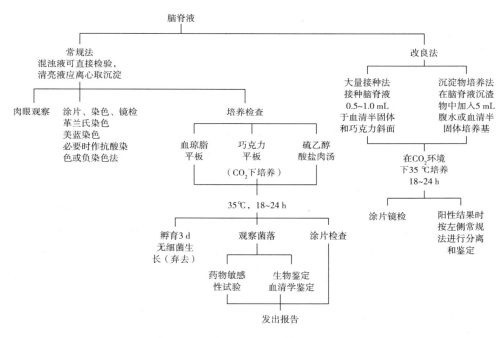

附图 6 脑脊液标本的细菌学检验流程

1. 脑膜炎奈瑟菌。

（1）涂片检查。

1）直接涂片：经革兰氏染色可见革兰氏阴性，形似肾形，凹面相对的球菌，成双排列，而且大小着色深浅常不一致。在细胞数量甚多的标本中，细菌数量较少并常位于细胞内；但在早期患者的脑脊液中，细胞较少时，也可见到较多的双球菌位于细胞外。

2）免疫荧光染色法：将脑脊液涂片，用间接荧光抗体检测法，在荧光显微镜下，可见有黄绿色发亮的双球菌或肾形菌。

（2）培养特性：在血平板和巧克力平板上出现中等大小、透明或半透明、带灰色、湿润、不溶血的露珠状菌落。涂片为革兰氏阴性双球菌。

（3）生化反应：氧化酶、触酶阳性，能分解葡萄糖、麦芽糖产酸不产气，不分解果糖、蔗糖、甘露醇及乳糖，硫化氢、尿素、靛基质及硝酸盐还原试验均为阴性。

（4）血清学试验：用玻片凝集法做菌群鉴定。用于细菌凝集的分群血清包括3个多价和11个单价血清。与某群诊断血清凝集者即为某群脑膜炎奈瑟菌。

2. 肺炎链球菌。

（1）涂片检查：可见革兰氏阳性，矛尖状双球菌，在菌体周围有明显的荚膜，可报告"找到革兰氏阳性双球菌形似肺炎链球菌"。继以肺炎链球菌诊断血清作荚膜肿胀试验，阳性者报告"荚膜肿胀试验检出肺炎链球菌"。

（2）培养特性：血平板上出现细小、扁平、灰白色、半透明菌落，菌落周围有草绿色溶血环。涂片为革兰氏阳性双球菌。

（3）生化反应：胆汁溶菌试验，奥普托欣试验，菊糖分解试验均为阳性。

（4）血清学试验：以荚膜肿胀试验确定其菌型。

（5）动物试验：小鼠毒力试验阳性。

3. 结核分枝杆菌。

（1）涂片检查：脑脊液以4 000 r/min 离心30 min，取沉淀物做小而集中的涂片，或将脑脊液在室温下静置18～24 h，待形成纤维网后，取此脑脊液倾于新的无划痕的洁净载玻片上，多余的液体任其溢出载玻片，使纤维网自然展开，干后行齐-尼抗酸染色或金胺"O"染色。如查见抗酸杆菌或在荧光显微镜下见到黑色背景中有亮黄色的杆菌，可报告"找到抗酸杆菌"。

（2）培养特性：取离心后的沉淀物接种罗氏培养基或米氏7H-10培养基，斜置于37 ℃培养箱内，经7天后继续直立培养2个月。2周或更长时间才出现肉眼可见菌落，菌落为粗糙型，不透明，表面干燥粗粒状，乳白色或米黄色如菜花样。

（3）生化反应：不发酵糖类，耐热触酶试验、吐温-80试验及耐热磷酸酶试验均阴性，脲酶试验阳性，人型结核分枝杆菌烟酸试验，硝酸盐还原及烟酰胺酶试验均为阳性。

4. 新生隐球菌。

（1）涂片检查：取离心后的沉淀物行墨汁染色，可在黑背景中，见到菌体周围有透明的荚膜，似一晕轮，有时可见芽生的新生隐球菌。

（2）培养特性：取离心后的沉淀物接种于含抗生素的沙保弱琼脂斜面2支，分别置22 ℃及37 ℃培养，一般2～3天即可出现菌落（极少数需培养2～3周才能长出菌落），形成乳白色黏液性菌落，呈不规则圆形，表面有蜡样光泽，无菌丝，一般不形成假菌丝。

（3）生化反应：不发酵各种糖类，脲酶阳性。

附录二
医学微生物学英文词汇表

绪论

Actinomyces	放线菌
Bacteria	细菌
Chlamydiae	衣原体
Eukaryotic cell	真核细胞
Fungus	真菌
Microbiology	微生物学
Mycoplasma	支原体
Prion	朊粒
Prokaryotic cell	原核细胞
Rickettsia	立克次体
Spirochete	螺旋体
Viroid	类病毒
Virus	病毒

细菌的形态与结构

Biofilm	生物被膜
Capsule	荚膜
Coccus	球菌
Diplococcus	双球菌
Flagella	鞭毛
Glycocalyx	糖萼
Lipid A	类脂A
Lipopolysaccharide	脂多糖
Lysozyme	溶菌酶
Metachromatic granule	异染颗粒
Mesosome	中介体
Microcapsule	微荚膜
Mucopeptide	黏肽
Murein	胞壁质
N-acetyl glucosamine	N-乙酰葡糖胺
N-acetyl muramic acid	N-乙酰胞壁酸

Peptidoglycan	肽聚糖
Pili	菌毛
pilin	菌毛蛋白
Plasmid	质粒
Pleomorphism	多形性
Protoplast	原生质体
Spheroplast	原生质球
Spore	芽胞
Staphylococcus	葡萄球菌
Streptococcus	链球菌
Teichoic acid	磷壁酸
Vibrio	弧菌
Vegetative form	繁殖体

细菌的生理

Autotroph	自营菌
Bacteriocin	细菌素
Colony	菌落
Culture medium	培养基
Decline phase	衰退期
Facultative aerobes	专性需氧菌
Heterotroph	异营菌
Lag phase	迟缓期
Logarithmic growth phase	对数生长期
Microaerophilic bacterium	微需氧菌
Obligate aerobe	专性需氧菌
Obligate anaerobe	专性厌氧菌
Siderophores	铁载体
Stationary phase	稳定期
Asepsis	无菌
Antisepsis	防菌
Autoclave	高压蒸汽灭菌器
Disinfection	消毒
Fractional sterilization	间歇蒸气灭菌法
Lyophilization	真空冷冻干燥法
Minimal inhibitory concentration,MIC	最低抑菌浓度
Pasteurization	巴氏消毒法
Sterilization	灭菌

噬菌体

Bacteriophage	噬菌体

Lysogeny	溶原性
Lysogenic bacterium	溶原性细菌
Lysogenic phage	溶原性噬菌体
Plaque forming unit, PFU	噬斑形成单位
Temperate phage	温和噬菌体
Virulent phage	毒性噬菌体

细菌的遗传与变异

Conjugation	接合
Episome	附加体
Genotype variation	遗传型变异
High frequency recombinant, HFR	高频重组菌
Insertion sequence, IS	插入序列
Lysogenic conversion	溶原性转换
Mutation	突变
Phenotype variation	表型变异
Prophage	前噬菌体
Transduction	转导
Transposon	转座子
Transformation	转化

细菌的耐药性

Antibacterial agents	抗菌药物
Antibiotics	抗生素
Drug resistance	耐药性
Intrinsic resistance	固有耐药
Acquired resistance	获得性耐药
Multiple drug resistance, MDR	多重耐药性
Cross resistance	交叉耐药性
Pan-drug resistant bacterium	泛耐药菌
Methicillin-resistant staphylococcus aureus, *MRSA*	耐甲氧西林的金黄色葡萄球菌

细菌的感染与免疫

Adhesin	黏附素
Colonization	定居
Disseminated intravascular coagulation, DIC	弥漫性血管内凝血
Dysbacteriosis	菌群失调
Endotoxin	内毒素
Enterotoxin	肠毒素
Exotoxin	外毒素

Limulus test	鲎试验
Microecology	微生态学
Neurotoxin	神经毒素
Normal flora	正常菌群
Lipopolysaccharide, LPS	脂多糖
Nosocomial infection	医院内感染
Opportunistic pathogen	机会致病菌
Pathogenicity	致病性
Pyrogen	热原质
Superinfection	二重感染
Virulence	毒力

细菌感染的检查与防治

Autovaccine	自身菌苗
Artificial active immunization	人工主动免疫
Bioproduct	生物制品
Plasmid finger printing	质粒指纹图谱法
Toxoid	类毒素
Vaccine	疫苗

球菌

1. 葡萄球菌

Coagulase	凝固酶
Clumping factor	凝集因子
Enterotoxin	肠毒素
Exfoliatin	表皮剥脱毒素
Hemolysin	溶血毒素
Leukocidin	杀白细胞素
Staphylococcus	葡萄球菌
S. aureus	金黄色葡萄球菌
S. epidermides	表皮葡萄球菌
S. saprophyticus	腐生葡萄球菌
Staphylococcal protein A, SPA	葡萄球菌 A 蛋白
Toxic Shock syndrome, TSS	中毒性休克综合征

2. 链球菌

Erythrogenic toxin	红疹毒素
Hyaluronidase	透明质酸酶
M-protein	M 蛋白
Streptococcus	链球菌
S. Faecalis (*Enterococcus faecalis*)	粪链球菌

S. Faecium（*Enterococcus faecium*）	屎链球菌
S. Hemolyticus	溶血性链球菌
S. Mutans	变异链球菌
S. non-hemolyticus	不溶血性链球菌
S. pyogenes	化脓性链球菌
S. viridans	草绿色链球菌
Streptodornase，SD	链道酶
Streptokinase，SK	链激酶
Streptolysin-O	链球菌溶血素 O
Streptolysin-S	链球菌溶血素 S
Antistreptolysin O Test，ASO test.	抗链球菌溶血素 O 试验

3. 肺炎链球菌

Bile solubility test	胆汁溶解试验
Capsule swelling test	荚膜肿胀试验
Diplococcus pneumoniae	肺炎双球菌
Optochin sensitivity test	奥普托欣敏感试验
Pneumococcus	肺炎球菌
Pneumolysin O	肺炎球菌溶血素 O
Streptococcus pnenmoniae	肺炎链球菌

4. 奈瑟菌属

Gonococcus	淋病奈瑟菌
Meningococcus	脑膜炎奈瑟菌
Neisseria	奈瑟菌属
N. gonorrheae	淋病奈瑟菌
N. meningitidis	脑膜炎奈瑟菌
Branhamella catarrhalis	卡他布氏菌

肠道杆菌

Acinetobacter	不动杆菌属
Ac. anitratum	硝酸盐阴性不动杆菌
Alkaligenes	产碱杆菌属
Citrobacter	枸橼酸菌属
Colonization factor antigen，CFA	定居因子抗原
Enterobacter	肠杆菌属
Escherichia	埃希菌属
Enterobacteriaceae	肠杆菌科
enteroaggregative E. coli，EAEC	肠聚集性大肠埃希菌
enterotoxigenic E. coli，ETEC	肠产毒性大肠埃希菌
enteropathogenic E. coli，EPEC	肠致病性大肠埃希菌
enteroinvasive E. coli，EIEC	肠侵袭性大肠埃希菌

enterohemorrhagic E. coli, EHEC	肠出血性大肠埃希菌
Hafnia	哈夫尼亚菌属
Heat labile toxin, LT	不耐热肠毒素
Heat stable toxin, ST	耐热肠毒素
Klebsiella	克雷伯菌属
K. pneumoniae	肺炎克雷伯菌
Morganella	摩根菌属
Proteus	变形杆菌属
Pseudomonas	假单胞菌属
Ps. aeruginosa	铜绿假单胞菌
Salmonella	沙门菌属
S. typhosus	伤寒沙门菌
S. paratyphosus A	甲型副伤寒沙门菌
S. typhimurium	鼠伤寒沙门菌
Shigella	志贺菌属
S. dysenteriae	痢疾志贺菌
S. flexneri	福氏志贺菌
S. boydii	鲍氏志贺菌
S. sonnei	宋氏志贺菌
SS agar	SS 琼脂
Swarming growth phenomenon	迁徙生长现象
Widal test	肥达试验
Yersinia	耶尔森菌属

弧菌

Halophilic bacterium	嗜盐性细菌
Non-agglutinating vibrio, NAG	不凝集性弧菌
Vibrio	弧菌
V. cholera	霍乱弧菌
V. parahemolyticus	副溶血弧菌

螺杆菌属

Helicobacter pylori, Hp	幽门螺杆菌

厌氧性细菌

Anaerobic bacteria	厌氧性细菌
Antibiotics associated colitis	抗生素相关肠炎
Bacteroides	类杆菌属
B. fragilis	脆弱类杆菌
B. melanogenicus	产黑色素类杆菌

Bifidobacterium	双歧杆菌属
Clostridium	厌氧芽胞梭菌属
Cl. botulinum	肉毒梭菌
Cl. difficile	艰难梭菌
Cl. histolyticum	溶组织梭菌
Cl. perfringens	产气荚膜梭菌
Lactobacillus	乳杆菌
Peptococcus	消化球菌
Peptostreptococcus	消化链球菌属
Propionebacterium	丙酸杆菌属
Stormy fermentation	汹涌发酵
Tetanus antitoxin，TAT	破伤风抗毒素
Veillonella	韦荣球菌属

分枝杆菌

Acid fast bacilli	抗酸性杆菌
Acid fast staining	抗酸染色
Atypical mycobacterium	非典型分枝杆菌
Bacilli Calmette-Guerin，BCG	卡介苗
Cord factor	索状因子
Koch phenomenon	郭霍现象
Lepromin	麻风菌素
Mycobacterium	分枝杆菌属
M. tuberculosis	结核分枝杆菌
M. avium	鸟分枝杆菌
M. bovis	牛分枝杆菌
M. fortuitum	偶发分枝杆菌
M. intracellulare	胞内分枝杆菌
M. leprae	麻风分枝杆菌
M. smegmatis	耻垢分枝杆菌
M. xenopi	蟾分枝杆菌
Mycolic acid	分枝菌酸
Old tuberculin	旧结核菌素
Purified protein derivative，PPD	纯蛋白衍生物

嗜血杆菌属

Haemophilus	嗜血杆菌属
H. influenzae	流感嗜血杆菌

动物源性细菌

Ascoli test	Ascoli 试验

B. cereus	蜡样芽胞杆菌
Brucella	布鲁菌属
Br. abortus	牛布鲁菌
Bacillus	芽胞杆菌属
B. subtilis	枯草芽胞杆菌
B. anthracis	炭疽芽胞杆菌
Franciscella	弗郎西斯菌属
F. tularensis	土拉弗氏菌
Yersinia	耶尔森菌属
Y. pestis	鼠疫耶尔森菌
Y. enterocolitica	小肠结肠炎耶尔森菌
Y. pseudotuberculosis	假结核耶尔森菌

其他细菌

Corynebacterium	棒状杆菌属
C. diphtheriae	白喉棒状杆菌
Diphtheroid bacilli	类白喉棒状杆菌
Loffler serum medium	吕氏血清培养基
Metachromatic granules	异染颗粒
Neisser staining	奈瑟染色法
Schick test	锡克试验
Bordetella	鲍特菌属
B. pertussis	百日咳鲍特菌
Bordet-Gengou medium	鲍-金培养基
Campylobacter	弯曲菌属
C. jejuni	空肠弯曲菌
Haemophilus	嗜血杆菌属
Helicobacter pylori	幽门螺杆菌
H. influenzae	流感嗜血杆菌
Legionella	军团菌属
L. pneumophila	嗜肺军团菌
Pseudomonas	假单胞菌属
P. aeruginosa	铜绿假单胞菌
Satellite phenomenon	卫星现象

放线菌与诺卡菌属

Actinomyces	放线菌属
A. bovis	牛放线菌
Nocardia	诺卡菌属
N. asteroides	星形诺卡菌

支原体、立克次体、衣原体

Atypical pneumonia	非典型性肺炎
C. burnetii	贝纳柯克斯体
Chlamydiae	衣原体
C. pneumoniae	肺炎衣原体
C. trachomatis	沙眼衣原体
C. psittaci	鹦鹉热嗜衣原体
Elementary body	原体
Initial body	始体
Lymphogranuloma venereum	性病淋巴肉芽肿
Mycoplasma	支原体
M. pneumoniae	肺炎支原体
M. hominis	人型支原体
M. genitalium	生殖器支原体
Orientia tsutsugamushi	恙虫病东方体
Pleuropneumonia like organism，PPLO	类胸腺肺炎微生物
Psittacosis	鹦鹉热
Rickettsia	立克次体
R. typhi	斑疹伤寒立克次体
R. orientalis	东方立克次体
R. prowazeki	普氏立克次体
R. moseri	莫氏立克次体
R. tsutsugamushi	恙虫病立克次体
Scrub fever	丛林热（恙虫热）
Trachoma	沙眼
Typhus fever	斑疹伤寒
Ureplasma	脲原体
U. urealyticum	解脲脲原体
Weil-Felix reaction	外-斐反应

螺旋体

Borrelia	疏螺旋体
B. recurrentis	回归热螺旋体
B. burgdorferi	伯氏疏螺旋体
Fluorescent treponemal antibody absorption test	荧光密螺旋体抗体吸收试验
Korthof medium	Korthof 培养基
Leptospira	钩端螺旋体
L. interrogans	问号钩端螺旋体
Lyme disease	Lyme 病
Spirochaetes	螺旋体

Treponema	密螺旋体
T. pallidum	梅毒螺旋体
T. pertenue	雅司螺旋体
Treponemal immobilization test	密螺旋体制动试验

病毒基本性状、感染与免疫、感染检查与防治

Capsid	衣壳
Capsomere	壳粒
Cytopathic effect, CPE	细胞病变效应
Envelope	包膜
Helical symmetry	螺旋对称型
Icosahedral symmetry	二十面体立体对称
Interferon	干扰素
Nucleocapsid	核衣壳
Negri body	内基小体
Peplomere	包膜子粒
Prion	朊粒
Replicative form	复制型
Slow viurs infection	慢发病毒感染
Virion	病毒体

呼吸道病毒

Hemagglutinin	血凝素
Measles virus	麻疹病毒
Mumps virus	腮腺炎病毒
Neuraminidase	神经氨酸酶
Orthomyxo virus	正黏病毒
Paramyxo virus	副黏病毒
Parainfluenza virus	副流感病毒
Respiratory syncytial virus	呼吸道合胞病毒
Rubella virus	风疹病毒
Rhino virus	鼻病毒
Adeno virus	腺病毒

肠道病毒、急性胃肠炎病毒

Coxsackie virus	柯萨奇病毒
Entero virus	肠道病毒
Enteric cytopathogenic human orphan, ECHO	埃可病毒
Human rotavirus, HRV	人类轮状病毒
Polio virus	脊髓灰质炎病毒
Acute gastroenteritis virus	急性胃肠炎病毒

Rota virus	轮状病毒
Calici virus	杯状病毒
Norwalk virus	诺瓦克病毒
Astro virus	星状病毒

肝炎病毒

Hepadnaviridae	嗜肝 DNA 病毒科
Caliciviridae	杯状病毒科

虫媒病毒

Antibody-dependent enhancement, ADE	抗体依赖的感染增强作用
Arbovirus	虫媒病毒
Dengue virus	登革病毒
Flaviviridae	黄病毒属
Japanese B encephalitis virus	日本乙型脑炎病毒
Tick-borne encephalitis virus	蜱传脑炎病毒

出血热病毒

Bunyaviridae	布尼雅病毒科
Hantaan virus	汉坦病毒
Hemorrhagic fever with renal syndrome virus	肾综合征出血热病毒

疱疹病毒

Cytomegalo virus	巨细胞病毒
Epstein-Barr virus	EB 病毒
Herpes viridae	疱疹病毒科
Herpes simplex virus	单纯疱疹病毒
Human herpsvirus-6, HHV-6	人类疱疹病毒 6 型
Varicella-Zoster virus	水痘 – 带状疱疹病毒

逆转录病毒

Retroviridae	逆转录病毒科
Oncovirinae	RNA 肿瘤病毒亚科
Lentivirinae	慢病毒亚科
Spumavirinae	泡沫病毒亚科
Human immunodeficiency virus, HIV	人类免疫缺陷病毒
Human T-cell lymphotropic virus, HTLV	人类嗜 T 细胞病毒

其他病毒

Rabies virus	狂犬病毒

Rhabdoviridae 弹状病毒科
Human papilloma virus, HPV 人乳头瘤病毒
Parvoviridae 微小病毒科

朊粒

Prion 朊粒
Transmissible spongiform encephalopathy, TSE 传染性海绵状脑病
Prion protein, PrP 朊蛋白
Cellular prion protein, PrP^c 细胞朊蛋白
Scrapie prion protein, PrP^{sc} 羊瘙痒病朊蛋白

真菌

Aflatoxin 黄曲霉毒素
Arthrospore 关节孢子
Aspergillus 曲霉菌
Blastomyces dermatitidis 皮炎芽生菌
Blastospore 芽生孢子
Candida albicans 白假丝酵母菌
Chlamydospore 厚膜孢子
Coccidioides immitis 厌酷球孢子菌
Conidia 分生孢子
Cryptococcus neoformans 新生隐球菌
Dermatophytes 皮肤癣菌
Dimorphic fungus 二相真菌
Epidermophyton 表皮真菌
Fungus 真菌
Histoplasma capsulatum 荚膜组织胞浆菌
Hypha 菌丝
Macroconidia 大分生孢子
Microconidia 小分生孢子
Microsporum 小孢子菌
Mold 霉菌
Mucor 毛霉菌
Mycelium 菌丝体
Mycotoxicosis 真菌中毒症
Sabouraund's medium 沙保弱培养基
Sporangiospore 孢子囊孢子
Spore 孢子
Sporotrichum schenckii 申克孢子丝菌
Thallospore 叶状孢子
Trichophyton 毛癣菌